MINIMALISMO

VIVERE MEGLIO CON MENO

Nota: Abbiamo cercato di ridurre gli spazi bianchi all'interno del libro nel rispetto di Madre Terra e abbiamo inserito un regalo finale in fondo al libro, nella speranza che possa trarti un beneficio. Buona lettura.

INDICE

PREMESSA

In un mondo in cui l'abbondanza sembra essere diventata la norma e il consumismo sfrenato pervade ogni aspetto della nostra vita, il minimalismo emerge come un faro di luce, offrendo una strada alternativa verso la felicità e la realizzazione personale. Vivere meglio con meno diventa il mantra che ci spinge a liberarci dalle catene del materiale e a scoprire un nuovo modo di esistere, in armonia con noi stessi e con il mondo che ci circonda.

Il minimalismo non è solo un trend passeggero, ma una filosofia di vita che si basa su principi profondamente radicati nella consapevolezza e nella semplicità. È una risposta alle insaziabili esigenze di una società che ci spinge costantemente a desiderare di più, a cercare la felicità nella quantità piuttosto che nella qualità. Il minimalismo ci invita a fermarci, a fare un passo indietro e a chiederci: "Di cosa abbiamo davvero bisogno per vivere una vita appagante?"

Questo libro, "Minimalismo: Vivere Meglio con Meno", è un viaggio alla scoperta dei vantaggi di abbracciare lo stile di vita minimalista. Esploreremo i molteplici aspetti del minimalismo e il modo in cui essi possono arricchire la nostra esistenza. Scopriremo come la riduzione del disordine e del superfluo nella nostra casa può portare a una maggiore tranquillità mentale e a una migliore organizzazione della vita quotidiana. Esamineremo come il minimalismo possa liberarci dal peso delle aspettative sociali e ci permetta di vivere una vita autentica, allineata con i nostri veri valori.

Ma il minimalismo non si ferma solo alle cose materiali. Esploreremo anche come applicare i principi del minimalismo alla sfera digitale, alla gestione del tempo, alle relazioni interpersonali e persino alle nostre finanze. Scopriremo come liberarci dall'assillo dell'eccesso di informazioni e dalla costante connessione digitale possa portare a un senso di libertà e a una maggiore presenza nel momento presente.

Attraverso le pagine di questo libro, sarai guidato a ritrovare l'essenziale, a focalizzarti sulle cose che davvero contano e a creare una vita di maggiore significato. Imparerai a vivere con meno, ma con una consapevolezza e un'intensità maggiori. Scoprirai che la felicità non risiede nella quantità di cose che possiedi, ma nella qualità delle esperienze che vivi e nei legami che crei con gli altri. Sia che tu stia iniziando il tuo percorso verso il minimalismo o che tu stia cercando ulteriori ispirazioni per approfondire la tua pratica, "Minimalismo: Vivere Meglio con Meno" ti accompagnerà lungo il cammino, offrendoti spunti, consigli pratici e storie di persone che hanno abbracciato il minimalismo e hanno scoperto una nuova dimensione di benessere e realizzazione. Preparati per un'avventura di scoperta personale e di trasformazione. Abbraccia lo spirito del minimalismo e inizia a vivere una vita più semplice, autentica e appagante.

INTRODUZIONE

Benvenuti nel mondo del minimalismo, un approccio di vita che promette di portare equilibrio, serenità e soddisfazione nella nostra frenetica esistenza moderna. In un'epoca caratterizzata dall'abbondanza materiale e da una continua ricerca di piaceri effimeri, il minimalismo si presenta come una filosofia contraria, invitandoci a liberarci dalle catene del consumismo e a scoprire la bellezza di vivere con meno.

Il libro che hai tra le mani, "Minimalismo: Vivere Meglio con Meno", è una guida che ti accompagnerà in un viaggio di esplorazione e trasformazione interiore. Esploreremo insieme i fondamenti del minimalismo e scopriremo come applicare questi principi alla nostra vita quotidiana, al fine di creare uno spazio per ciò che è veramente importante.

Nel corso delle pagine, affronteremo tematiche quali la riduzione del disordine materiale, la gestione del tempo, le relazioni interpersonali, la salute mentale e molto altro. Scoprirai che il minimalismo non riguarda solo l'eliminazione di oggetti superflui, ma anche la semplificazione delle nostre vite, l'acquisizione di maggiore consapevolezza e il ritrovamento di un senso di autenticità.

Attraverso storie di persone che hanno abbracciato il minimalismo, esempi pratici e suggerimenti utili, sarai ispirato a intraprendere il tuo percorso personale verso una vita più significativa. Imparerai a riconoscere ciò che è essenziale e a concentrarti su ciò che porta gioia e soddisfazione, liberandoti da un'eccessiva dipendenza dai beni materiali e dalle aspettative sociali.

Il minimalismo non implica privazioni o sacrifici, ma piuttosto una riscoperta di noi stessi e delle nostre vere priorità. Attraverso una maggiore consapevolezza delle nostre scelte e un approccio più intenzionale alla vita, saremo in grado di creare spazi per esperienze significative, relazioni autentiche e una maggiore connessione con il nostro io interiore.

Preparati a lasciare andare ciò che non ti serve più e a concentrarti su ciò che ti rende davvero felice. Sii aperto a una nuova prospettiva sulla vita, pronti a sperimentare un senso di leggerezza e a trovare gioia nella semplicità.

Che tu sia un principiante del minimalismo o un praticante già avviato, "Minimalismo: Vivere Meglio con Meno" ti guiderà lungo il percorso verso una vita più equilibrata, autentica e gratificante. È il momento di abbracciare la bellezza del minimalismo e scoprire il potere di vivere con meno, per vivere davvero meglio.

CAPITOLO 1

DEFINIZIONE DI MINIMALISMO E LA SUA ORIGINE

Il minimalismo è un concetto che ha radici profonde e che si è evoluto nel corso dei decenni, influenzando molti aspetti della vita moderna. Ma cosa significa esattamente essere minimalisti? Quali sono i principi fondamentali che guidano questa filosofia di vita?

Definire il minimalismo non è un compito semplice, poiché può avere diverse interpretazioni a seconda del contesto e delle persone coinvolte. Tuttavia, in generale, il minimalismo può essere descritto come uno stile di vita che si concentra sull'essenziale, eliminando il superfluo e cercando di vivere con meno.

Al centro del minimalismo c'è il concetto di "meno è più". Non si tratta solo di possedere meno oggetti materiali, ma anche di ridurre il disordine e l'ingombro nella nostra mente e nella nostra vita quotidiana. Il minimalismo ci invita a riflettere su ciò che veramente ci serve per essere felici e a eliminare tutto il resto.

L'origine del minimalismo può essere fatta risalire a diverse influenze culturali e filosofiche. Una delle prime correnti che ha contribuito alla nascita del minimalismo è stata l'arte minimalista, che si è sviluppata negli anni '60. Artisti come Donald Judd e Dan Flavin hanno creato opere che enfatizzavano la semplicità e l'essenzialità, riducendo gli elementi artistici all'essenziale.

Parallelamente, il movimento architettonico del minimalismo ha guadagnato popolarità negli anni '80, con l'architetto tedesco Mies van der Rohe che ha adottato il principio "Less is more" (Meno è più). L'architettura minimalista si caratterizza per linee pulite, spazi aperti e l'utilizzo di materiali essenziali, creando un'atmosfera di calma e armonia.

Tuttavia, il minimalismo non è solo un movimento artistico o architettonico. Nel corso degli anni, si è sviluppato come una filosofia di vita completa, che abbraccia molteplici aspetti, tra cui l'ambiente, le relazioni interpersonali, la salute mentale e la gestione delle finanze.

Uno dei punti chiave del minimalismo è il concetto di consapevolezza. Essere minimalisti significa prendere decisioni consapevoli su ciò che si acquista, si possiede e si fa nella vita. Significa valutare attentamente ciò che è veramente importante e ciò che è solo superfluo.

Il minimalismo offre numerosi vantaggi. Innanzitutto, ci consente di liberarci dal peso delle cose materiali che ci circondano. Riducendo il disordine e l'accumulo, si crea uno spazio fisico e mentale più sereno, in cui è possibile concentrarsi su ciò che è veramente significativo.

Inoltre, il minimalismo ci aiuta a focalizzarci sulle esperienze anziché sugli oggetti. Con meno distrazioni materiali, siamo in grado di dedicare più tempo ed energia alle relazioni, alla creatività e alle attività che ci riempiono di gioia e soddisfazione.

Il minimalismo può anche migliorare la nostra salute mentale, riducendo lo stress e l'ansia derivanti dall'accumulo e dall'iperconsumo. Concentrandoci su ciò che conta davvero, sviluppiamo una maggiore chiarezza mentale e una sensazione di equilibrio interiore.

Infine, il minimalismo ha un impatto positivo sull'ambiente. Riducendo il consumo e l'accumulo di beni materiali, riduciamo la nostra impronta ecologica e promuoviamo uno stile di vita più sostenibile.

Il minimalismo è molto più di un semplice stile di vita: è un approccio che può trasformare profondamente la nostra visione del mondo e la nostra esperienza di vita. Attraverso la riduzione del superfluo e il focus sull'essenziale, possiamo scoprire una maggiore libertà, felicità e autenticità. Nel resto del libro, esploreremo come applicare i principi del minimalismo a diversi aspetti della nostra vita, per vivere in modo più significativo e realizzato.

DIVERSE SFACCETTATURE DEL MINIMALISMO: MINALISMO MATERIALE, DIGITALE ED EMOTIVO

Il minimalismo non si limita solamente alla riduzione del disordine materiale nelle nostre case, ma si estende a diverse sfaccettature della nostra vita. In questo capitolo, esploreremo tre importanti dimensioni del minimalismo: il minimalismo materiale, il minimalismo digitale ed il minimalismo emotivo.

1. Minimalismo Materiale: Liberarsi dall'Ingombro Fisico

Il minimalismo materiale riguarda la riduzione del possesso di oggetti fisici superflui e l'ottimizzazione dello spazio che occupano nelle nostre case. Spesso, siamo circondati da una quantità eccessiva di cose che non usiamo o che non ci portano gioia. Il minimalismo materiale ci invita a valutare attentamente ciò che realmente ci serve e a liberarci di ciò che non contribuisce al nostro benessere.

Sbarazzarsi dell'ingombro materiale non è solo una questione di liberare spazio fisico, ma anche di liberare la nostra mente. Eliminando il disordine e concentrando l'attenzione su ciò che è veramente significativo, creiamo un ambiente calmo e armonioso che favorisce la serenità e la chiarezza mentale.

2. Minimalismo Digitale: Liberarsi dalla Sovraccarico Digitale

Nell'era digitale, siamo costantemente bombardati da un flusso incessante di informazioni, notifiche e distrazioni provenienti dai dispositivi e dalle piattaforme online. Il minimalismo digitale si focalizza sulla gestione consapevole della tecnologia e sull'eliminazione del sovraccarico digitale.

Essere minimalisti digitali significa prendere il controllo delle nostre abitudini online, ridurre il tempo speso sui social media, limitare la dipendenza dagli smartphone e filtrare le informazioni che consumiamo. Questo ci permette di liberare spazio mentale, concentrarci su ciò che è veramente importante e coltivare relazioni più significative.

Il minimalismo digitale ci sfida a trovare un equilibrio tra l'utilizzo consapevole della tecnologia e il nostro bisogno di distanziarci e connetterci con il mondo reale. Attraverso la creazione di limiti e il rafforzamento della nostra presenza nel momento presente, possiamo godere dei benefici della tecnologia senza cadere nell'eccesso.

3. Minimalismo Emotivo: Liberarsi dall'Attaccamento Emotivo

Oltre al disordine materiale e digitale, il minimalismo si occupa anche della nostra sfera emotiva. Il minimalismo emotivo riguarda la liberazione dall'attaccamento emotivo a cose, persone o situazioni che ci trascinano verso il passato o ci impediscono di vivere appieno nel presente.

Spesso, siamo legati a ricordi, relazioni tossiche o emozioni negative che ci impediscono di progredire e di sperimentare la piena felicità. Il minimalismo emotivo ci invita ad affrontare queste emozioni, a lasciar andare ciò che non ci serve più e a coltivare uno spazio interiore di calma, gratitudine e accettazione

Attraverso pratiche come la consapevolezza, la meditazione e la pratica dell'auto-riflessione, possiamo imparare a lasciar andare il passato e ad abbracciare il presente con maggiore leggerezza e serenità. Il minimalismo emotivo ci aiuta a liberarci da bagagli emotivi e a creare spazio per la crescita personale e la felicità autentica.

Il minimalismo non è solo una questione di ridurre l'ingombro materiale, ma coinvolge anche il digitale ed il mondo emotivo. Adottando un approccio olistico al minimalismo, possiamo creare una vita più bilanciata, autentica e soddisfacente. Nel prossimo capitolo, esploreremo come applicare queste diverse dimensioni del minimalismo nella nostra quotidianità, per vivere meglio con meno.

L'IMPORTANZA DI VALUTARE E RIDURRE LE NOSTRE POSSESSIONI MATERIALI

Nella società moderna, siamo spesso bombardati da messaggi che ci spingono a possedere sempre di più. Il consumismo dilagante ci convince che la felicità e il successo derivino dall'accumulo di oggetti materiali. Tuttavia, il minimalismo ci invita a riflettere sul vero significato della proprietà e a valutare attentamente ciò che realmente ci serve. In questo capitolo, esploreremo l'importanza di valutare e ridurre le nostre possessioni materiali.

1. Liberarsi dal sovraccarico

Una delle principali ragioni per valutare e ridurre le nostre possessioni materiali è liberarci dal sovraccarico che queste possono causare. Vivere in una casa piena di oggetti che non usiamo o non amiamo può essere opprimente e può contribuire ad aumentare lo stress e l'ansia. La riduzione del disordine e del superfluo ci permette di creare spazio fisico e mentale, generando una sensazione di calma e ordine nella nostra vita.

2. Focalizzarsi sull'essenziale

Il minimalismo ci spinge a focalizzarci sull'essenziale, su ciò che è veramente importante per noi. Spesso, possediamo oggetti che non hanno un reale valore nella nostra vita e che ci distraggono dalle cose che davvero contano. Ridurre le nostre possessioni ci aiuta a identificare ciò che è veramente significativo e a concentrare le nostre risorse, tempo ed energia su ciò che ci porta gioia, soddisfazione e realizzazione.

3. Maggiore libertà finanziaria

Il consumismo e l'accumulo di oggetti materiali possono avere un impatto significativo sulle nostre finanze. Spesso, spendiamo denaro per acquistare cose che in realtà non ci servono e che ci legano a una spirale di consumismo insostenibile. Riducendo il numero di oggetti che possediamo, possiamo risparmiare denaro, vivere in modo più frugale e concentrare le nostre risorse finanziarie su ciò che veramente conta per noi, come esperienze significative, viaggi o investimenti a lungo termine.

4. Ridurre l'impatto ambientale

L'accumulo e lo smaltimento di oggetti materiali hanno un impatto significativo sull'ambiente. La produzione di beni di consumo comporta l'estrazione di risorse naturali, l'utilizzo di energia e l'emissione di gas serra. Inoltre, molte delle cose che acquistiamo finiscono in discariche o richiedono energia e risorse per essere riciclate. Riducendo il consumo e possedendo meno oggetti, possiamo contribuire a ridurre l'impatto ambientale e ad adottare uno stile di vita più sostenibile.

5. Migliorare la qualità della vita

La riduzione delle possessioni materiali può portare a una migliore qualità della vita. Possedere meno oggetti ci permette di semplificare la nostra routine quotidiana, ridurre lo stress legato alla gestione del disordine e liberare tempo ed energia per ciò che ci appassiona veramente. Inoltre, ci consente di concentrarci sulle relazioni interpersonali, le esperienze significative e lo sviluppo personale, che sono elementi fondamentali per una vita appagante e felice.

Valutare e ridurre le nostre possessioni materiali non significa necessariamente privarci di tutto ciò che possediamo, ma piuttosto prendere decisioni consapevoli su ciò che veramente ci serve e ci fa felici. Significa adottare uno stile di vita basato sulla qualità piuttosto che sulla quantità, in cui gli oggetti che possediamo siano veramente significativi e ci portino valore. Nel prossimo capitolo, esploreremo pratiche e strategie per valutare e ridurre le nostre possessioni materiali in modo efficace e consapevole.

CAPITOLO 2: LIBERARSI DAL SUPERFLUO

COME INIZIARE A DECLUTTERARE LA TUA VITA

Se hai deciso di abbracciare il minimalismo e liberarti dal disordine materiale, è importante sapere come iniziare a declutterare la tua vita in modo efficace e sostenibile. In questo capitolo, ti guiderò attraverso alcuni passi pratici per avviare il processo di decluttering e creare uno spazio fisico e mentale più sereno.

1. Definisci i tuoi obiettivi

Prima di iniziare il decluttering, è importante avere chiari i tuoi obiettivi e motivazioni. Chiediti perché desideri liberarti dal disordine e cosa speri di ottenere da questo processo. Potresti voler creare uno spazio più ordinato, liberarti dal sovraccarico di oggetti non utilizzati o semplicemente trovare una maggiore tranquillità nella tua vita. Stabilisci i tuoi obiettivi e tienili a mente durante il processo di decluttering per mantenere la motivazione.

2. Prendi decisioni consapevoli

Quando inizi a declutterare, prendi decisioni consapevoli su ogni oggetto che possiedi. Chiediti se l'oggetto ti porta gioia, se lo usi regolarmente o se ha un valore significativo nella tua vita. Se la risposta è no, considera di lasciarlo andare. Sii onesto con te stesso e non temere di separarti da oggetti che non ti servono più o che non ti fanno felice. Ricorda che il decluttering non significa privarsi, ma piuttosto fare scelte intenzionali per creare spazio per ciò che è veramente importante per te.

3. Dividi in categorie

Per semplificare il processo di decluttering, puoi dividere gli oggetti in categorie. Ad esempio, puoi iniziare con i vestiti, passare poi agli accessori, agli oggetti per la casa, ai libri, alle scarpiere e così via. Concentrarsi su una categoria alla volta ti aiuterà a mantenere l'organizzazione e a vedere i progressi che stai facendo. Quando esamini ogni oggetto, considera se lo hai usato di recente e se ha un impatto significativo sulla tua vita. Se non lo hai usato o non ti porta più gioia, è il momento di lasciarlo andare.

4. Scegli il metodo di decluttering adatto a te

Esistono diverse metodologie di decluttering che puoi adottare, come il metodo di Marie Kondo o il metodo dei "12 scatoloni". Esplora le diverse opzioni e scegli quella che meglio si adatta alle tue esigenze e al tuo stile di vita. L'importante è trovare un metodo che ti faccia sentire a tuo agio e che ti consenta di fare progressi costanti nel decluttering.

5. Organizza, dona o vendi

Una volta deciso cosa lasciare andare, puoi decidere come gestire gli oggetti che non desideri più conservare. Puoi organizzare gli oggetti rimanenti in modo funzionale e ordinato, creando spazi dedicati per ogni categoria. Quanto agli oggetti che non desideri più, puoi considerare di donarli a organizzazioni benefiche o di venderli per guadagnare qualche soldo extra. Questo ti permetterà di dare una nuova vita agli oggetti e di farli beneficiare ad altre persone.

6. Mantieni una mentalità minimalista

Il decluttering è un processo continuo, non un evento isolato. Per mantenere uno stile di vita minimalista, è importante adottare una mentalità di continui valutazioni e riduzioni. Fai una revisione periodica degli oggetti che possiedi e chiediti se ancora ti servono o se potrebbero essere eliminati. Impara a essere selettivo nell'acquisto di nuovi oggetti, concentrandoti sulla qualità e sulla loro reale utilità. Ricorda che il decluttering è un percorso e che richiede costanza e impegno nel tempo.

Iniziare a declutterare la tua vita può essere un processo liberatorio e gratificante. Liberarsi dal disordine materiale ti permetterà di creare spazio per ciò che veramente conta, ridurre lo stress e trovare maggiore serenità nella tua vita quotidiana. Prendi un piccolo passo alla volta e goditi i benefici di uno stile di vita minimalista.

IL METODO MARIE KONDO: ORGANIZZARE SOLO CIO' CHE TI RENDE FELICE.

Il metodo di organizzazione di Marie Kondo, conosciuto come metodo KonMari, ha guadagnato una vasta popolarità in tutto il mondo grazie alla sua approccio unico e trasformativo alla gestione degli oggetti e all'organizzazione dello spazio. In questo capitolo, esploreremo il metodo KonMari e come può aiutarti a creare uno spazio ordinato e armonioso, mantenendo solo ciò che ti rende veramente felice.

1. Il potere della gioia

Il cuore del metodo KonMari è il concetto di gioia. Marie Kondo sostiene che dovremmo prendere decisioni sulle nostre cose basate sulla gioia che ci procurano, anziché su fattori come la quantità o la convenienza. Per applicare questo principio, Kondo consiglia di prendere ogni oggetto in mano e chiedersi sinceramente se ci fa sentire felici. Se l'oggetto scatena una gioia autentica, allora merita di essere conservato. Se non scatena gioia, è il momento di lasciarlo andare.

2. Organizzare per categoria, non per stanza

Un aspetto distintivo del metodo KonMari è l'organizzazione per categorie, non per stanza. Kondo suggerisce di raccogliere tutti gli oggetti di una determinata categoria, come ad esempio i vestiti, da ogni angolo della casa e di metterli insieme in un unico luogo. Questo approccio consente di valutare l'intera collezione di oggetti di una categoria e facilita la presa di decisioni consapevoli. Inoltre, organizzando per categoria, è possibile evitare il disordine che si accumula quando gli oggetti di una stessa categoria sono sparsi in diverse stanze.

3. Prendersi del tempo per l'organizzazione

Il metodo KonMari richiede di dedicare un periodo di tempo specifico per l'organizzazione. Kondo suggerisce di impegnarsi in un'intensa sessione di decluttering e organizzazione per ogni categoria, piuttosto che affrontare il processo in modo frammentato nel tempo.

Questo permette di concentrarsi completamente su una categoria alla volta e di fare progressi significativi. Inoltre, completare un'intera categoria dà una sensazione di realizzazione e di spazio liberato.

4. L'arte del ripiegamento

Marie Kondo attribuisce grande importanza al modo in cui ripieghiamo i nostri vestiti. Il suo metodo di ripiegamento consente di visualizzare facilmente tutti i capi di abbigliamento in un solo sguardo e di evitare l'effetto di "pila" che si forma quando i vestiti sono semplicemente impilati uno sopra l'altro. Ripiegando i vestiti in modo compatto e verticale, è possibile massimizzare lo spazio negli armadi e trovare più facilmente ciò che si cerca.

5. Conserva solo ciò che ti rende felice

Un principio fondamentale del metodo KonMari è conservare solo ciò che ti rende felice. Kondo invita a riflettere su quali oggetti sono veramente importanti per noi e a lasciar andare quelli che non suscitano gioia o che non hanno un significato speciale. Lasciare andare gli oggetti inutili o che non ci rendono felici ci permette di liberare spazio nella nostra vita per ciò che è veramente significativo e ci apre la strada a una maggiore serenità e gratitudine.

6. L'effetto a cascata sull'intera vita

Secondo Marie Kondo, organizzare e tenere solo ciò che ci rende felici ha un effetto a cascata sulla nostra vita. L'ordine e l'armonia che creiamo nello spazio esterno si riflettono nel nostro benessere interno. Liberarsi dal disordine e dal sovraccarico materiale ci permette di sentirci più leggeri e di concentrarci su ciò che è veramente importante per noi. Inoltre, il metodo KonMari ci insegna a prendere decisioni più consapevoli non solo riguardo agli oggetti, ma anche in altre aree della vita.

Il metodo KonMari di Marie Kondo è diventato un movimento globale, ispirando milioni di persone a organizzare le loro case e a vivere una vita più intenzionale. Seguire questo metodo offre un'opportunità per riflettere sulle cose che possediamo, riconnettersi con ciò che ci rende felici e creare uno spazio in cui possiamo vivere in armonia con noi stessi e con l'ambiente circostante.

RIDURRE GLI SPRECHI E L'IMPATTO AMBIENTALE ATTRAVERSO IL MINIMALISMO

Il minimalismo non riguarda solo l'organizzazione e la riduzione degli oggetti nella nostra vita, ma ha anche un impatto significativo sull'ambiente. In questo capitolo, esploreremo come il minimalismo può aiutare a ridurre gli sprechi e l'impatto ambientale, promuovendo uno stile di vita sostenibile e consapevole.

1. Riduzione del consumo e dell'acquisto impulsivo

Uno degli aspetti principali del minimalismo è ridurre il consumo e l'acquisto impulsivo. Viviamo in una società in cui siamo costantemente bombardati da pubblicità e messaggi che ci spingono a comprare sempre di più. Il minimalismo ci invita a valutare attentamente ciò di cui abbiamo realmente bisogno e ad acquistare solo ciò che ci serve veramente. Riducendo il consumo superfluo, riduciamo anche la produzione di rifiuti e l'impatto sull'ambiente.

2. Scelte consapevoli e materiali di qualità

Il minimalismo ci spinge a fare scelte consapevoli riguardo ai prodotti che acquistiamo. Invece di optare per oggetti di bassa qualità che si rompono facilmente, il minimalismo ci incoraggia a investire in materiali di alta qualità e durevoli. Scegliere prodotti che durano nel tempo riduce la necessità di sostituirli frequentemente, evitando così lo spreco di risorse e la produzione di rifiuti.

3. Riduzione degli imballaggi e del consumo di plastica

Un aspetto importante del minimalismo è ridurre gli imballaggi e il consumo di plastica. Il minimalismo ci invita a evitare l'acquisto di prodotti con imballaggi eccessivi o non riciclabili, privilegiando soluzioni più sostenibili. Inoltre, promuove l'uso di alternative alla plastica, come bottiglie d'acqua riutilizzabili, sacchetti di stoffa per la spesa e contenitori di vetro per conservare gli alimenti. Queste scelte riducono il nostro impatto ambientale e contribuiscono a preservare l'ecosistema.

4. Riparazione e riciclo degli oggetti

Il minimalismo incoraggia la pratica della riparazione anziché della sostituzione degli oggetti. Invece di gettare via gli oggetti guasti, il minimalismo ci spinge a cercare soluzioni per ripararli e prolungarne la vita utile. Ciò non solo riduce la quantità di rifiuti che finiscono in discarica, ma ci consente anche di risparmiare denaro e di sviluppare una maggiore abilità nella cura e nella manutenzione delle nostre cose. Inoltre, quando un oggetto è veramente oltre riparazione, il minimalismo ci incoraggia a riciclarlo correttamente, dando così una seconda vita ai materiali che lo compongono.

5. Minimalismo digitale e riduzione dell'impatto energetico

Il minimalismo non riguarda solo gli oggetti fisici, ma si estende anche al mondo digitale. Ridurre il consumo di risorse digitali, come energia elettrica e dati, è un aspetto importante del minimalismo. Ad esempio, evitare l'uso eccessivo di dispositivi elettronici, spegnere i dispositivi non utilizzati e limitare la quantità di tempo trascorsa online contribuiscono a ridurre l'impatto energetico associato alla tecnologia. Inoltre, il minimalismo digitale ci invita a eliminare i file e le applicazioni superflue, organizzare i dati in modo efficiente e praticare una navigazione consapevole nel mondo digitale.

Il minimalismo offre un approccio tangibile per ridurre gli sprechi e l'impatto ambientale nella nostra vita quotidiana. Promuove una consapevolezza più profonda del nostro consumo e ci spinge a fare scelte che siano sostenibili per l'ambiente. Ridurre, riparare, riciclare e adottare uno stile di vita digitale consapevole sono solo alcune delle azioni che possiamo intraprendere per vivere in modo più sostenibile e ridurre la nostra impronta ecologica.

CAPITOLO 3: LA SEMPLICITA' COME STILE DI VITA

CREARE SPAZIO PER LE COSE CHE CONTANO DAVVERO

Uno dei principali obiettivi del minimalismo è creare spazio nella nostra vita per le cose che contano davvero. In un mondo frenetico e pieno di distrazioni, è facile perdere di vista ciò che è veramente importante per noi. In questo capitolo, esploreremo come il minimalismo può aiutarci a identificare e dedicare tempo, energia e risorse alle cose che ci portano gioia e soddisfazione profonda.

1. Identificare le priorità personali

Il minimalismo ci invita a riflettere sulle nostre priorità personali e a concentrarci su ciò che è veramente significativo per noi. Ciascuno di noi ha valori e interessi diversi, e il minimalismo ci sfida a identificare quali sono le cose che ci danno una sensazione di realizzazione e felicità. Che si tratti di trascorrere più tempo con la famiglia, coltivare una passione creativa o contribuire alla comunità, il minimalismo ci aiuta a creare spazio per le nostre priorità e a eliminare ciò che ci distoglie da esse.

2. Tempo per le relazioni significative

Nel mondo iperconnesso di oggi, le relazioni umane possono essere facilmente sacrificate a causa delle distrazioni digitali e degli impegni sovraccarichi. Il minimalismo ci spinge a dedicare tempo e attenzione alle relazioni che sono davvero importanti per noi. Ciò potrebbe significare ridurre il tempo passato sui dispositivi elettronici e investire di più nella connessione e nella comunicazione autentica con gli altri. Creare spazio per le relazioni significative ci porta gioia, felicità e un senso di appartenenza.

3. Salute e benessere

Il minimalismo incoraggia anche il benessere fisico e mentale. Liberarsi del disordine e delle distrazioni crea uno spazio fisico e mentale che favorisce la tranquillità e la serenità. Ciò può includere l'adozione di uno stile di vita più sano, come l'esercizio fisico regolare, una dieta equilibrata e il riposo adeguato. Inoltre, il minimalismo ci invita a praticare la consapevolezza e la gratitudine, che favoriscono un benessere psicologico e emotivo più profondo.

4. Crescita personale e sviluppo

Creare spazio per le cose che contano davvero significa anche dedicare tempo alla crescita personale e allo sviluppo. Il minimalismo ci spinge a fare una pausa e riflettere su chi siamo e chi vogliamo diventare. Ciò può comportare l'esplorazione di nuove passioni, l'acquisizione di nuove competenze o la ricerca di opportunità di apprendimento e crescita. Il minimalismo ci incoraggia a focalizzarci sul nostro sviluppo interiore e a perseguire le cose che ci rendono felici e realizzati.

5. Contribuire alla comunità e all'ambiente

Il minimalismo ci invita anche a considerare il nostro impatto sulla comunità e sull'ambiente. Creare spazio per le cose che contano davvero include anche il desiderio di fare la differenza nel mondo che ci circonda. Ciò può manifestarsi attraverso azioni come il volontariato, la partecipazione attiva alla comunità e la riduzione della nostra impronta ecologica. Il minimalismo ci aiuta a identificare modi significativi per contribuire e lasciare un'impronta positiva nel mondo.

Creare spazio per le cose che contano davvero è un processo continuo che richiede consapevolezza e impegno costante. Il minimalismo ci offre gli strumenti per identificare ciò che è veramente significativo per noi e per concentrarci su di esso. Liberarsi del superfluo e delle distrazioni ci permette di vivere una vita più intenzionale, soddisfacente e in linea con i nostri valori più profondi.

IL VALORE DELL'ESPERIENZA RISPETTO AL POSSESSO

Uno dei principali concetti del minimalismo è il valore dell'esperienza rispetto al possesso. In un mondo incentrato sul consumismo e sull'accumulo di beni materiali, il minimalismo ci invita a rivalutare il significato di ciò che realmente conta nella nostra vita. In questo capitolo, esploreremo come privilegiare le esperienze piuttosto che i possedimenti può portare a una maggiore soddisfazione e appagamento.

1. La fugacità dei beni materiali

I beni materiali possono portare momentaneamente felicità, ma spesso ci rendiamo conto che l'euforia svanisce rapidamente. La novità dell'acquisto si dissipa e siamo nuovamente alla ricerca di qualcos'altro per colmare il vuoto. Il minimalismo ci spinge a riconoscere che i beni materiali sono effimeri e che la vera gioia deriva dalle esperienze che viviamo e dai ricordi che creiamo.

2. Le esperienze arricchiscono la nostra vita

Le esperienze, al contrario, arricchiscono la nostra vita in modo duraturo. Viaggiare, condividere momenti speciali con le persone care, imparare nuove abilità, partecipare a eventi culturali o sperimentare attività che ci appassionano ci offrono un senso di appagamento e crescita personale. Le esperienze ci permettono di coltivare ricordi preziosi e di nutrire il nostro spirito, arricchendo la nostra esistenza.

3. Il valore dell'immaterialità

Il minimalismo ci fa riflettere sul valore dell'immaterialità. Ci spinge a focalizzarci sugli aspetti immateriali della vita, come le relazioni umane, le emozioni, la creatività e l'apprendimento. Questi aspetti non possono essere posseduti o misurati materialmente, ma hanno un impatto profondo sulla nostra felicità e realizzazione. Concentrarsi sull'immaterialità ci aiuta a sviluppare una prospettiva più ampia sulla vita e a trovare gioia nelle cose semplici e autentiche.

4. Il potere dei ricordi

I ricordi delle esperienze che abbiamo vissuto sono un tesoro prezioso che nessun bene materiale può eguagliare. Ricordi di momenti di felicità, di sfide superate, di viaggi avventurosi o di traguardi raggiunti ci accompagnano per tutta la vita. Questi ricordi ci nutrono e ci danno una prospettiva unica sulla nostra esistenza. Il minimalismo ci incoraggia a creare intenzionalmente esperienze significative che arricchiscano la nostra raccolta di ricordi, anziché concentrarci esclusivamente sul possesso di oggetti materiali.

5. La libertà di spazio e tempo

Scegliere l'esperienza rispetto al possesso ci dona anche una maggiore libertà di spazio e tempo. Liberarsi del peso dei beni materiali ci consente di avere più spazio fisico nelle nostre case, ma anche più spazio mentale. Ridurre l'accumulo di oggetti ci permette di concentrarci su ciò che è veramente importante e di dedicare tempo ed energie alle esperienze che ci arricchiscono. Inoltre, privilegiare le esperienze piuttosto che i possedimenti ci libera dalla necessità di guadagnare e di consumare e ci apre a nuove opportunità e scoperte.

Il valore dell'esperienza rispetto al possesso è una chiave fondamentale del minimalismo. Ci invita a rivalutare la nostra relazione con i beni materiali e a concentrarci sulle esperienze che ci portano gioia, significato e appagamento duraturo. Abbracciare l'idea che le esperienze siano la vera ricchezza ci apre a un modo di vivere più leggero, più soddisfacente e più in armonia con noi stessi e con il mondo che ci circonda.

SFRUTTARE AL MASSIMO CIO' CHE HAI PER VIVERE CON MENO

Il minimalismo non si tratta solo di possedere meno cose, ma anche di sfruttare al massimo ciò che abbiamo e vivere con meno. In un mondo che spinge costantemente all'acquisto e all'accumulo, il minimalismo ci invita a rivalutare il valore delle nostre risorse e ad adottare un approccio più consapevole ed equilibrato alla vita. In questo capitolo, esploreremo come possiamo trarre il massimo beneficio da ciò che possediamo e vivere una vita più appagante con meno.

1. Gratitudine per ciò che hai

Il minimalismo ci insegna a coltivare la gratitudine per ciò che abbiamo. Spesso diamo per scontato le nostre risorse e ci concentriamo su ciò che ci manca invece di apprezzare ciò che è già presente nella nostra vita. La pratica della gratitudine ci aiuta a sviluppare una mentalità di abbondanza e a riconoscere la ricchezza delle nostre risorse attuali, siano esse materiali, relazionali o personali.

2. Ottimizzare gli spazi e le risorse

Vivere con meno significa utilizzare le nostre risorse in modo ottimale. Possiamo esaminare le nostre abitazioni e i nostri spazi per eliminare il superfluo, organizzare ciò che rimane in modo efficace e sfruttare al massimo ogni centimetro disponibile. Questo ci consente di creare un ambiente che riflette la nostra essenza e di evitare sprechi di spazio e di risorse.

3. Riscoprire la creatività

La scelta di vivere con meno ci spinge a riscoprire la nostra creatività. Quando siamo circondati da un eccesso di oggetti, tendiamo a diventare passivi e a perdere la capacità di immaginare nuovi modi di utilizzare ciò che già possediamo. Il minimalismo ci incoraggia a cercare soluzioni creative, a riutilizzare e riciclare ciò che abbiamo e a trovare nuovi scopi per gli oggetti che potrebbero essere considerati superflui.

4. Vivere nel presente

Il minimalismo ci invita a vivere nel presente anziché concentrarci sul futuro o rimuginare sul passato. Sfruttare al massimo ciò che abbiamo significa godere appieno delle esperienze e delle opportunità che si presentano ogni giorno. Concentrarsi sul presente ci permette di trarre il massimo beneficio dalle risorse attuali, siano esse il nostro tempo, le nostre abilità o le nostre relazioni.

5. Ridurre l'accumulo

Per vivere con meno, è essenziale ridurre l'accumulo continuo di nuovi oggetti. Il minimalismo ci sfida a riflettere attentamente su ciò che veramente ci serve e a resistere all'impulso di acquistare cose superflue. Ridurre l'accumulo non solo ci aiuta a liberarci dal peso del possesso, ma ci consente anche di risparmiare denaro e di ridurre il nostro impatto ambientale.

6. Concentrarsi sulle esperienze significative

Vivere con meno significa privilegiare le esperienze significative rispetto ai beni materiali. Investire tempo ed energie nelle relazioni, nelle passioni e nelle attività che ci portano gioia e soddisfazione profonda è un modo potente per vivere una vita più appagante e significativa. Il minimalismo ci spinge a valutare continuamente ciò che è davvero importante per noi e a fare scelte consapevoli che riflettano i nostri valori e i nostri obiettivi.

Sfruttare al massimo ciò che abbiamo e vivere con meno ci offre la libertà di concentrarci sulle cose che veramente contano nella nostra vita. Liberarsi dall'attaccamento e dall'accumulo ci permette di sperimentare leggerezza, gratitudine e appagamento. Il minimalismo ci invita a vivere una vita piena di significato.

CAPITOLO 4: I VANTAGGI DEL MINIMALISMO NELLA VITA QUOTIDIANA

LIBERARSI DALLO STRESS E DALL'ANSIA ATTRAVERSO LA RIDUZIONE DEL DISORDINE

Uno dei benefici più evidenti del minimalismo è la capacità di liberarsi dallo stress e dall'ansia attraverso la riduzione del disordine. Vivere in un ambiente caotico e disorganizzato può avere un impatto significativo sulla nostra salute mentale e sul nostro benessere generale. In questo capitolo, esploreremo come il minimalismo ci aiuta a creare un ambiente ordinato e tranquillo, favorendo la pace interiore e la serenità.

1. Il peso del disordine

Il disordine intorno a noi può essere un grande fonte di stress. Gli oggetti ammassati, i documenti sparsi, i cassetti stracolmi e gli armadi disordinati possono creare una sensazione di soffocamento e di caos. Il minimalismo ci invita a eliminare il superfluo e a organizzare gli spazi in modo funzionale ed efficiente. Creare un ambiente ordinato e armonioso contribuisce a ridurre il carico emotivo e a favorire la tranquillità mentale.

2. Focalizzarsi sull'essenziale

Riducendo il disordine, il minimalismo ci permette di focalizzarci sull'essenziale. Ci liberiamo degli oggetti inutili e delle distrazioni che occupano il nostro spazio e la nostra mente. Concentrarsi sulle cose che veramente contano nella nostra vita diventa più facile quando siamo circondati da un ambiente ordinato e privo di distrazioni superflue.

3. La connessione tra mente e spazio

La riduzione del disordine non riguarda solo l'aspetto esteriore del nostro ambiente, ma ha anche un impatto profondo sulla nostra mente. Il minimalismo riconosce la connessione tra mente e spazio e ci invita a creare un ambiente che favorisca la calma e la chiarezza mentale. Un ambiente ordinato e pulito ci permette di respirare più liberamente e di sentirci più sereni e in armonia con noi stessi.

4. Eliminare il sovraccarico di scelte

Vivere in un ambiente minimalista riduce anche il sovraccarico di scelte. Quando abbiamo meno oggetti e meno opzioni, siamo meno propensi a sentirsi sopraffatti dalla decisione e siamo in grado di prendere decisioni più rapide ed efficaci. Questo allevia l'ansia decisionale e ci consente di concentrarci su ciò che è veramente importante nella nostra vita.

5. Il potere del vuoto

Il minimalismo ci insegna a riconoscere il potere del vuoto. Liberare spazi vuoti e lasciare che gli ambienti respirino crea una sensazione di leggerezza e di libertà. Il vuoto non è un vuoto negativo, ma uno spazio che ci permette di muoverci liberamente, di riflettere e di sperimentare un senso di calma interiore.

6. Ridurre il tempo e l'energia sprecati

Il disordine richiede tempo ed energia per essere gestito. Passiamo ore a cercare oggetti smarriti, a ripetere compiti perché non siamo in grado di trovare le cose di cui abbiamo bisogno, e ci sentiamo esausti e stressati. Il minimalismo ci offre la possibilità di ridurre il tempo e l'energia sprecati nel cercare di tenere in ordine un'enorme quantità di oggetti. Liberandoci dal disordine, guadagniamo tempo prezioso da dedicare a ciò che amiamo e alle persone che ci stanno a cuore.

La riduzione del disordine attraverso il minimalismo porta a una maggiore tranquillità mentale, riducendo lo stress e l'ansia nella nostra vita quotidiana. Liberarsi dal caos e creare spazi ordinati e funzionali ci permette di concentrarci sull'essenziale, di prendere decisioni più consapevoli e di vivere una vita più serena e appagante.

MAGGIORE CHIAREZZA MENTALE E CONCENTRAZIONE

Uno dei benefici più significativi del minimalismo è la possibilità di ottenere una maggiore chiarezza mentale e concentrazione. In un'epoca caratterizzata da distrazioni costanti e da un flusso incessante di informazioni, il minimalismo ci offre un'ancora di stabilità e un modo per coltivare una mente più lucida e concentrata. In questo capitolo, esploreremo come il minimalismo favorisce la chiarezza mentale e ci aiuta a concentrarci su ciò che veramente conta.

1. Eliminare le distrazioni

Il minimalismo ci invita a eliminare le distrazioni che affollano le nostre vite. Ci incoraggia a semplificare il nostro ambiente, sia fisicamente che digitalmente, riducendo il numero di oggetti, le notifiche e le informazioni che ci bombardano ogni giorno. Liberandoci dalle distrazioni, siamo in grado di concentrarci su ciò che è veramente importante e di avere una mente più focalizzata.

2. Vivere nel presente

Il minimalismo ci spinge a vivere nel presente e ad abbracciare l'esperienza del momento. Quando ci liberiamo dell'eccesso di possedimenti e ci concentriamo sulle cose che veramente contano, siamo in grado di sperimentare una maggiore consapevolezza del qui e ora. La mente diventa più libera dai pensieri e dalle preoccupazioni del passato e del futuro, consentendoci di concentrarci pienamente sulle attività e sugli incontri del presente.

3. Chiarezza nella presa di decisioni

Un ambiente minimalista riduce anche il sovraccarico di decisioni. Quando abbiamo meno oggetti e meno opzioni tra cui scegliere, la nostra mente è in grado di operare con maggiore chiarezza e facilità. Ci troviamo di fronte a decisioni più semplici e veloci, senza dover navigare attraverso un mare di scelte complicate. Questo ci permette di risparmiare tempo ed energia mentale, consentendoci di concentrarci sulle decisioni veramente significative nella nostra vita.

4. Focalizzarsi sull'essenziale

Il minimalismo ci aiuta a identificare e a focalizzarci sull'essenziale. Ci invita a riflettere sui nostri valori, obiettivi e passioni, e a eliminare ciò che non si allinea con essi. Concentrandoci sulle cose che veramente contano per noi, siamo in grado di eliminare le distrazioni e di concentrare le nostre energie su ciò che ci porta gioia, soddisfazione e realizzazione. Questa chiarezza di intenti ci permette di prendere decisioni più consapevoli e di dirigere la nostra attenzione verso ciò che conta davvero.

5. Pratiche di meditazione e mindfulness

Il minimalismo si integra perfettamente con pratiche come la meditazione e la mindfulness. Ridurre il disordine e semplificare il nostro ambiente crea uno spazio fisico e mentale più propizio per queste pratiche. Attraverso la meditazione e la mindfulness, possiamo coltivare la consapevolezza del momento presente, allenare la nostra mente a rimanere concentrati e a lasciar passare i pensieri superflui. Questo ci porta a una maggiore chiarezza mentale e a una migliore capacità di concentrazione.

6. Ridurre lo stress mentale

Un ambiente minimalista e una mente chiara sono strettamente collegati allo stress mentale. Quando eliminiamo l'eccesso di stimoli e di preoccupazioni, la nostra mente si libera da un carico di stress inutile. Ci troviamo in uno stato di maggiore calma e serenità, permettendo alla nostra mente di funzionare in modo più efficiente. Siamo in grado di concentrarci sulle attività e sulle sfide che abbiamo di fronte senza essere sopraffatti dalla tensione e dall'ansia.

Il minimalismo offre un'opportunità preziosa per ottenere una maggiore chiarezza mentale e concentrazione nella nostra vita. Attraverso l'eliminazione delle distrazioni, la focalizzazione sull'essenziale e la pratica di tecniche di meditazione e mindfulness, possiamo coltivare una mente più lucida e concentrata. Liberarsi dal sovraccarico mentale e concentrarsi su ciò che veramente conta ci consente di vivere in modo più autentico e di godere appieno delle esperienze che la vita ci offre.

IL POTERE DELLA SCELTA CONSAPEVOLE E DELL'AUTONOMIA

Uno dei benefici più significativi del minimalismo è la possibilità di ottenere una maggiore chiarezza mentale e concentrazione. In un'epoca caratterizzata da distrazioni costanti e da un flusso incessante di informazioni, il minimalismo ci offre un'ancora di stabilità e un modo per coltivare una mente più lucida e concentrata. In questo capitolo, esploreremo come il minimalismo favorisce la chiarezza mentale e ci aiuta a concentrarci su ciò che veramente conta.

1. Eliminare le distrazioni

Il minimalismo ci invita a eliminare le distrazioni che affollano le nostre vite. Ci incoraggia a semplificare il nostro ambiente, sia fisicamente che digitalmente, riducendo il numero di oggetti, le notifiche e le informazioni che ci bombardano ogni giorno. Liberandoci dalle distrazioni, siamo in grado di concentrarci su ciò che è veramente importante e di avere una mente più focalizzata.

2. Vivere nel presente

Il minimalismo ci spinge a vivere nel presente e ad abbracciare l'esperienza del momento. Quando ci liberiamo dell'eccesso di possedimenti e ci concentriamo sulle cose che veramente contano, siamo in grado di sperimentare una maggiore consapevolezza del qui e ora. La mente diventa più libera dai pensieri e dalle preoccupazioni del passato e del futuro, consentendoci di concentrarci pienamente sulle attività e sugli incontri del presente.

3. Chiarezza nella presa di decisioni

Un ambiente minimalista riduce anche il sovraccarico di decisioni. Quando abbiamo meno oggetti e meno opzioni tra cui scegliere, la nostra mente è in grado di operare con maggiore chiarezza e facilità. Ci troviamo di fronte a decisioni più semplici e veloci, senza dover navigare attraverso un mare di scelte complicate. Questo ci permette di risparmiare tempo ed energia mentale, consentendoci di concentrarci sulle decisioni veramente significative nella nostra vita.

4. Focalizzarsi sull'essenziale

Il minimalismo ci aiuta a identificare e a focalizzarci sull'essenziale. Ci invita a riflettere sui nostri valori, obiettivi e passioni, e a eliminare ciò che non si allinea con essi. Concentrandoci sulle cose che veramente contano per noi, siamo in grado di eliminare le distrazioni e di concentrare le nostre energie su ciò che ci porta gioia, soddisfazione e realizzazione. Questa chiarezza di intenti ci permette di prendere decisioni più consapevoli e di dirigere la nostra attenzione verso ciò che conta davvero.

5. Pratiche di meditazione e mindfulness

Il minimalismo si integra perfettamente con pratiche come la meditazione e la mindfulness. Ridurre il disordine e semplificare il nostro ambiente crea uno spazio fisico e mentale più propizio per queste pratiche. Attraverso la meditazione e la mindfulness, possiamo coltivare la consapevolezza del momento presente, allenare la nostra mente a rimanere concentrati e a lasciar passare i pensieri superflui. Questo ci porta a una maggiore chiarezza mentale e a una migliore capacità di concentrazione.

6. Ridurre lo stress mentale

Un ambiente minimalista e una mente chiara sono strettamente collegati allo stress mentale. Quando eliminiamo l'eccesso di stimoli e di preoccupazioni, la nostra mente si libera da un carico di stress inutile. Ci troviamo in uno stato di maggiore calma e serenità, permettendo alla nostra mente di funzionare in modo più efficiente. Siamo in grado di concentrarci sulle attività e sulle sfide che abbiamo di fronte senza essere sopraffatti dalla tensione e dall'ansia.

Il minimalismo offre un'opportunità preziosa per ottenere una maggiore chiarezza mentale e concentrazione nella nostra vita. Attraverso l'eliminazione delle distrazioni, la focalizzazione sull'essenziale e la pratica di tecniche di meditazione e mindfulness, possiamo coltivare una mente più lucida e concentrata. Liberarsi dal sovraccarico mentale e concentrarsi su ciò che veramente conta ci consente di vivere in modo più autentico e di godere appieno delle esperienze che la vita ci offre.

CAPITOLO 5: IL MINIMALISMO E RELAZIONI INTERPERSONALI

COME IL MINIMALISMO PUO' INFLUENZARE LE RELAZIONI CON GLI ALTRI

Il minimalismo non riguarda solo la riduzione del disordine materiale, ma si estende anche alle nostre relazioni con gli altri. Questo capitolo esplorerà come il minimalismo può influenzare positivamente le nostre connessioni e interazioni con le persone che ci circondano.

1. Approccio più autentico alle relazioni

Il minimalismo ci invita a esplorare chi siamo veramente e cosa è veramente importante per noi. Questo approccio intimo e riflessivo alle nostre vite si riflette anche nelle nostre relazioni. Diventiamo più consapevoli dei nostri desideri, bisogni e valori e, di conseguenza, le nostre relazioni diventano più autentiche. Ci permettiamo di stabilire connessioni più profonde con gli altri, basate sulla sincerità e sull'onestà.

2. Focalizzarsi sulle relazioni significative

Il minimalismo ci incoraggia a ridurre le distrazioni e a concentrarci sulle cose che contano davvero. Questo principio si applica anche alle nostre relazioni. Quando eliminiamo le relazioni superficiali o tossiche, facciamo spazio per le persone che sono veramente significative per noi. Ci concentriamo sulle connessioni che ci nutrono emotivamente e ci portano gioia, eliminando le relazioni che ci sottraggono energia e tempo prezioso.

3. Spazio per il tempo di qualità

Riducendo il sovraccarico delle attività e delle cose nelle nostre vite, il minimalismo ci permette di creare spazio per il tempo di qualità con gli altri. Eliminando gli impegni inutili o il desiderio di possedere sempre di più, liberiamo il tempo che possiamo dedicare alle relazioni significative. Questo ci consente di creare ricordi preziosi e di godere di momenti autentici con le persone che amiamo.

4. Comunicazione più efficace

Il minimalismo promuove anche una comunicazione più efficace con gli altri. Quando semplifichiamo le nostre vite e ci concentriamo sull'essenziale, siamo in grado di comunicare in modo più chiaro e diretto. Ci esprimiamo in modo più sincero e ascoltiamo con maggiore attenzione. Questa forma di comunicazione autentica favorisce una migliore comprensione reciproca e contribuisce a costruire relazioni più solide e significative.

5. Generosità e condivisione

Il minimalismo ci insegna il valore della generosità e della condivisione. Quando riduciamo il nostro attaccamento alle cose materiali, diventiamo più inclini a condividere ciò che abbiamo con gli altri. Ci rendiamo conto che la felicità non risiede nell'accumulo egoistico, ma nella capacità di donare e di condividere le nostre risorse, sia materiali che emotive. Questa generosità ci avvicina agli altri e ci permette di costruire relazioni basate sulla reciprocità e sulla gratitudine.

6. Rispetto dei confini personali

Il minimalismo ci insegna anche a rispettare i nostri confini personali e quelli degli altri. Quando riconosciamo ciò che è veramente essenziale per noi, siamo più in grado di stabilire limiti sani nelle nostre relazioni. Ciò significa essere consapevoli dei nostri bisogni e comunicarli in modo chiaro agli altri. Allo stesso tempo, rispettiamo i confini degli altri e li supportiamo nella loro ricerca di una vita significativa.

Il minimalismo può influenzare positivamente le nostre relazioni con gli altri. Ci invita a coltivare relazioni più autentiche, a concentrarci sulle connessioni significative, a creare spazio per il tempo di qualità e a comunicare in modo più efficace. Promuove la generosità, il rispetto dei confini personali e ci permette di godere di relazioni più profonde e significative. Il minimalismo ci aiuta a costruire legami basati sulla reciproca comprensione, sulla condivisione e sull'autenticità, arricchendo la nostra vita e quella delle persone che amiamo.

LIBERARSI DELLE ASPETTATIVE SOCIALI E VIVERE AUTENTICAMENTE

Il minimalismo non riguarda solo la riduzione delle cose materiali, ma anche la liberazione dalle aspettative sociali che spesso ci imprigionano. In questo capitolo, esploreremo come il minimalismo ci aiuta a rompere i vincoli delle convenzioni e vivere autenticamente, in accordo con i nostri valori e le nostre passioni.

1. Esplorare la propria autenticità

Il minimalismo ci invita a riflettere sulle nostre vere identità e a esplorare ciò che ci rende unici. Ci sfida a fare i conti con le aspettative sociali che ci sono state imposte e a scoprire chi siamo veramente al di là di quelle influenze esterne. Questa esplorazione ci permette di abbracciare la nostra autenticità e di vivere la vita in accordo con le nostre vere aspirazioni.

2. Liberarsi dal bisogno di conformarsi

La società spesso ci impone un modello di vita basato sulla competizione, sul possesso e sull'apparire. Il minimalismo ci aiuta a liberarci dal bisogno di conformarci a questi standard. Ci incoraggia a valutare ciò che è veramente importante per noi e a fare scelte basate sui nostri valori anziché sulle aspettative degli altri. Liberarsi dal bisogno di conformarsi ci permette di vivere in modo più autentico e di creare una vita che rispecchia le nostre vere passioni e interessi.

3. Coltivare la consapevolezza di sé

Il minimalismo ci invita a sviluppare una maggiore consapevolezza di noi stessi. Ci incoraggia a riflettere sulle nostre preferenze, sui nostri desideri e sui nostri bisogni. Questa consapevolezza ci aiuta a identificare quali aspetti delle aspettative sociali non ci appartengono veramente e a lasciarli andare. Conoscere noi stessi ci dà la forza di vivere autenticamente e di creare una vita in cui siamo fedeli alla nostra vera natura.

4. Accettare l'unicità di ogni individuo

Il minimalismo ci insegna a rispettare e valorizzare l'unicità di ogni individuo. Ci spinge a smettere di confrontarci con gli altri e di cercare di soddisfare le aspettative che la società ci impone. Accettare che ogni persona ha i propri valori, i propri obiettivi e le proprie passioni ci permette di abbracciare la nostra unicità e di vivere in armonia con noi stessi.

5. Creare una vita allineata ai nostri valori

Il minimalismo ci sprona a riflettere sui nostri valori fondamentali e a creare una vita che sia allineata con essi. Ci incoraggia a fare scelte consapevoli che rispecchino ciò che è veramente importante per noi, indipendentemente da ciò che la società o le altre persone si aspettano da noi. Vivere autenticamente significa mettere al centro delle nostre decisioni ciò che ci dà gioia, soddisfazione e significato.

6. Liberarsi dalla pressione sociale

Una delle grandi sfide nel vivere autenticamente è liberarsi dalla pressione sociale e dal giudizio degli altri. Il minimalismo ci aiuta a rompere queste catene e a vivere secondo i nostri valori, indipendentemente da ciò che gli altri pensano o dicono. Ci permette di abbracciare la nostra unicità e di essere in pace con noi stessi, senza il bisogno di cercare approvazione esterna.

Il minimalismo ci offre un percorso per liberarci dalle aspettative sociali e vivere autenticamente. Ci invita a esplorare la nostra autenticità, a liberarci dal bisogno di conformarsi, a coltivare la consapevolezza di sé, ad accettare l'unicità di ogni individuo, a creare una vita allineata ai nostri valori e a liberarci dalla pressione sociale. Nel farlo, possiamo abbracciare la nostra vera identità e vivere una vita che riflette chi siamo veramente, portando gioia, soddisfazione e significato nelle nostre esperienze quotidiane.

IL VALORE DELLA CONNESSIONE E DELLA QUALITA' DELLE RELAZIONI

Il minimalismo non riguarda solo l'eliminazione delle cose superflue, ma anche il rafforzamento delle connessioni umane e la promozione di relazioni di qualità. In questo capitolo, esploreremo come il minimalismo ci aiuta a riconoscere il valore intrinseco delle relazioni e a coltivare connessioni significative con gli altri.

1. Rallentare e vivere nel presente

Il minimalismo ci incoraggia a rallentare il ritmo frenetico della vita moderna e a vivere nel momento presente. Questa consapevolezza ci permette di dedicare più tempo e attenzione alle persone che ci circondano. Invece di essere costantemente distratti dalle distrazioni digitali o impegnati in attività superficiali, il minimalismo ci spinge a dedicare momenti di qualità alle nostre relazioni, creando spazio per conversazioni significative e connessioni profonde.

2. Semplicità e autenticità nelle relazioni

Il minimalismo ci insegna l'importanza di semplificare le nostre relazioni e di essere autentici nelle interazioni con gli altri. Ci incoraggia a lasciar andare le maschere sociali e a mostrare il nostro vero io. Quando siamo autentici, permettiamo agli altri di conoscerci veramente e di stabilire connessioni basate sulla fiducia e sulla sincerità. Il minimalismo ci ricorda che le relazioni di qualità non richiedono l'accumulo di cose materiali o il mantenimento di un'apparenza, ma la genuina condivisione di sé stessi.

3. Concentrarsi sulle persone, non sulle cose

Nella società consumistica in cui viviamo, siamo spesso tentati di valutare le nostre relazioni in base a ciò che possiamo ottenere materialmente. Il minimalismo ci sfida a spostare il nostro focus dalle cose alle persone. Ci incoraggia a investire tempo ed energia nelle nostre relazioni, coltivando la gratitudine e l'apprezzamento per le persone che abbiamo nella nostra vita. Questo ci permette di creare legami più forti e duraturi, basati sulla reciprocità e sul sostegno reciproco.

4. Ridurre le distrazioni digitali

Nell'era digitale, le distrazioni online possono spesso ostacolare le nostre interazioni faccia a faccia. Il minimalismo ci invita a ridurre l'uso e la dipendenza dalla tecnologia, permettendoci di prestare maggiore attenzione alle persone che ci circondano. Ciò significa mettere da parte il telefono durante le conversazioni, evitare di essere costantemente connessi ai social media e dedicare tempo di qualità senza distrazioni. Riducendo le distrazioni digitali, siamo in grado di vivere esperienze più autentiche e connessioni più profonde con gli altri.

5. Investire nella cura reciproca

Il minimalismo ci sprona a considerare la cura reciproca come una priorità nelle nostre relazioni. Ci ricorda l'importanza di mostrare gentilezza, empatia e sostegno verso gli altri. Con il minimalismo, ci liberiamo dalla mentalità egoistica dell'accumulo di beni materiali e ci concentriamo sulla condivisione di tempo, risorse ed esperienze con le persone che amiamo. Investire nella cura reciproca crea un legame più forte e ci fa sentire più connessi e apprezzati.

6. Valorizzare le esperienze condivise

Il minimalismo ci invita a valorizzare le esperienze condivise piuttosto che l'accumulo di oggetti materiali. Ci incoraggia a cercare momenti significativi e avventure con gli altri anziché concentrarsi sull'acquisto di beni materiali. Le esperienze condivise creano ricordi duraturi e rafforzano i legami emotivi. Attraverso il minimalismo, possiamo sperimentare una maggiore felicità e soddisfazione nella condivisione di esperienze indimenticabili con le persone che amiamo.

Il minimalismo ci offre l'opportunità di valorizzare la connessione umana e la qualità delle relazioni. Ci spinge a rallentare, a vivere nel presente e a coltivare relazioni autentiche e significative. Con il minimalismo, possiamo spostare il nostro focus dalle cose alle persone, ridurre le distrazioni digitali, investire nella cura reciproca e valorizzare le esperienze condivise. Questo ci permette di creare una rete di relazioni profonde e significative che arricchiscono la nostra vita e ci danno un senso di appartenenza e felicità duraturi.

CAPITOLO 6: IL MINIMALISMO E FINANZA

COME IL MINIMALISMO PUI' MIGLIORARE LA TUA SITUAZIONE FINANZIARIA

Il minimalismo non riguarda solo l'aspetto estetico o lo stile di vita, ma ha anche un impatto significativo sulla nostra situazione finanziaria. In questo capitolo, esploreremo come l'adozione del minimalismo può portare a un miglioramento della salute finanziaria e a una maggiore libertà economica.

1. Riduzione delle spese superflue

Uno dei principali principi del minimalismo è l'eliminazione delle cose materiali non necessarie. Questo si traduce in una riduzione delle spese superflue. Quando abbracciamo il minimalismo, diventiamo più consapevoli delle nostre abitudini di consumo e iniziamo a valutare attentamente ciò che davvero ci serve e ciò che è solo un desiderio momentaneo. Questa consapevolezza ci permette di risparmiare denaro, evitando acquisti impulsivi e focalizzando le nostre risorse finanziarie su ciò che è veramente importante.

2. Promozione di uno stile di vita frugale

Il minimalismo incoraggia uno stile di vita frugale, dove ci concentriamo sull'essenziale e ci asteniamo dallo spreco di denaro. Ciò significa che adottiamo un approccio più ponderato alle nostre spese e valutiamo attentamente se un acquisto è veramente necessario o se può essere evitato. Uno stile di vita frugale ci permette di risparmiare denaro nel lungo termine e ci rende meno dipendenti dal consumo materiale per il nostro benessere.

3. Liberazione dal debito

Il minimalismo ci invita a liberarci anche dal peso del debito. Spesso, siamo intrappolati in un ciclo di debiti dovuti a un eccessivo desiderio di possedere cose materiali. Abbracciando il minimalismo, siamo incoraggiati a ridurre i nostri debiti, a vivere al di sotto delle nostre possibilità finanziarie e a evitare di accumulare ulteriori passivi. La liberazione dal debito ci offre una maggiore tranquillità finanziaria e ci permette di dedicare le nostre risorse a cose più significative nella vita.

4. Investimento nella qualità

Il minimalismo ci spinge a investire nella qualità anziché nella quantità. Ci invita a preferire prodotti duraturi e di alta qualità che hanno un valore a lungo termine piuttosto che optare per beni di bassa qualità e di breve durata. Questo approccio ci consente di risparmiare denaro nel lungo periodo, poiché evitiamo di dover sostituire frequentemente oggetti che si deteriorano o si rompono. Inoltre, investire nella qualità ci porta a una maggiore soddisfazione e durabilità degli oggetti che possediamo.

5. Aumento del risparmio e degli investimenti

Con la riduzione delle spese superflue e l'adozione di uno stile di vita frugale, il minimalismo ci offre la possibilità di aumentare il nostro tasso di risparmio. Risparmiare denaro diventa una priorità e destiniamo una parte consistente del nostro reddito al risparmio e agli investimenti. Questo ci permette di creare un fondo di emergenza, di pianificare per il futuro e di raggiungere obiettivi finanziari a lungo termine, come l'acquisto di una casa o la pensione anticipata.

6. Riduzione dello stress finanziario

Vivere al di sopra delle proprie possibilità finanziarie può causare notevole stress e ansia. Il minimalismo ci libera da questo peso, poiché ci incoraggia a vivere in modo più sostenibile dal punto di vista finanziario. La riduzione delle spese, la gestione del debito e l'aumento del risparmio ci offrono una maggiore sicurezza finanziaria e ci permettono di vivere con meno stress e preoccupazioni legate ai soldi.

Il minimalismo offre numerosi benefici per la nostra situazione finanziaria. Riducendo le spese superflue, adottando uno stile di vita frugale, liberandoci dal debito, investendo nella qualità, aumentando il risparmio e riducendo lo stress finanziario, possiamo raggiungere una maggiore libertà economica e una migliore gestione delle nostre risorse. Il minimalismo ci permette di concentrarci su ciò che è veramente importante nella vita e di fare scelte finanziarie consapevoli che ci portano verso una maggiore stabilità finanziaria e una maggiore soddisfazione complessiva.

RIDURRE LE SPESE SUPERFLUE E CREARE UN BUDGET MIRATO

Il minimalismo non riguarda solo l'eliminazione delle cose materiali, ma anche una gestione oculata delle nostre risorse finanziarie. In questo capitolo, esploreremo come il minimalismo ci aiuta a ridurre le spese superflue e a creare un budget mirato, consentendoci di vivere in modo più consapevole e focalizzato sulle nostre priorità.

1. Valutare e ripensare le nostre spese

Quando abbracciamo il minimalismo, diventiamo più consapevoli delle nostre abitudini di consumo e iniziamo a valutare attentamente le nostre spese. Ci chiediamo se ciò che stiamo acquistando è veramente necessario o se è solo un desiderio momentaneo. Il minimalismo ci invita a considerare il valore reale delle cose e a evitare l'acquisto impulsivo. Questo processo di valutazione ci aiuta a ridurre le spese superflue e a focalizzarci su ciò che è veramente importante nella nostra vita.

2. Eliminare gli acquisti impulsivi

Uno dei modi principali per ridurre le spese superflue è eliminare gli acquisti impulsivi. Il minimalismo ci incoraggia a prendere il controllo delle nostre decisioni di acquisto e a evitare di cadere nella trappola del consumismo. Prima di effettuare un acquisto, ci fermiamo e ci chiediamo se ne abbiamo realmente bisogno e se apporta un valore significativo alla nostra vita. Questa consapevolezza ci permette di evitare gli acquisti impulsivi e di risparmiare denaro.

3. Creare un budget mirato

Il minimalismo ci spinge a creare un budget mirato, che riflette le nostre priorità e ci aiuta a gestire in modo efficace le nostre finanze. Un budget mirato ci consente di assegnare una quantità appropriata di denaro a ciascuna categoria di spesa, come cibo, abitazione, trasporti, svago, ecc. Questo ci permette di tenere traccia delle nostre spese e di assicurarci che il nostro denaro venga utilizzato in modo consapevole e intenzionale.

4. Praticare la frugalità

Il minimalismo ci incoraggia a praticare la frugalità, ovvero a cercare modi per risparmiare denaro senza compromettere la qualità della nostra vita. Ci invita a essere creativi nelle nostre scelte di spesa e a cercare alternative economiche senza sacrificare il valore reale delle cose. Ad esempio, potremmo optare per cibi freschi e semplici anziché per costosi pasti fuori casa, o preferire attività gratuite come passeggiate o letture invece di costosi intrattenimenti. La frugalità ci aiuta a ridurre le spese e a vivere in modo più sostenibile dal punto di vista finanziario.

5. Evitare lo stile di vita basato sull'apparenza

Nella società consumistica in cui viviamo, siamo spesso tentati di seguire lo stile di vita basato sull'apparenza, cercando di impressionare gli altri con i nostri beni materiali. Il minimalismo ci sfida a rompere questo ciclo e a concentrarci sulle nostre vere priorità invece di cercare l'approvazione degli altri attraverso gli oggetti che possediamo. Questo ci permette di risparmiare denaro che altrimenti sarebbe stato speso per soddisfare le aspettative sociali e ci consente di indirizzare le nostre risorse verso ciò che è veramente importante per noi.

6. Ridurre gli sprechi

Il minimalismo ci spinge anche a ridurre gli sprechi, sia in termini di cibo che di risorse materiali. Ci incoraggia a fare una scelta consapevole nei confronti dei nostri consumi e a cercare modi per ridurre l'impatto ambientale delle nostre azioni. Ridurre gli sprechi significa anche risparmiare denaro, ad esempio pianificando i pasti in anticipo per evitare il cibo sprecato o riparando e ripristinando gli oggetti invece di sostituirli. Questa pratica ci permette di vivere in modo più sostenibile e di risparmiare denaro nel lungo termine.

Il minimalismo ci offre un approccio consapevole alla gestione delle nostre finanze. Riducendo le spese superflue, eliminando gli acquisti impulsivi, creando un budget mirato, praticando la frugalità, evitando lo stile di vita basato sull'apparenza e riducendo gli sprechi, possiamo raggiungere una maggiore stabilità finanziaria e vivere in modo più allineato alle nostre priorità. Il minimalismo ci invita a focalizzarci sul valore reale delle cose anziché sulla quantità e ci permette di utilizzare le nostre risorse in modo più consapevole, migliorando così la nostra situazione finanziaria complessiva.

LAVORARE MENO E VIVERE DI PIU': IL CONCETTO "EARLY RETIREMENT"

Il concetto di "early retirement", ovvero il ritiro anticipato dal mondo del lavoro, sta guadagnando sempre più popolarità tra coloro che abbracciano il minimalismo. In questo capitolo, esploreremo come il minimalismo può essere un trampolino di lancio per raggiungere l'early retirement e vivere una vita piena di significato e realizzazione personale.

1. Rivalutare il significato del lavoro

Il minimalismo ci invita a rivalutare il significato del lavoro nella nostra vita. Spesso, siamo imprigionati in un ciclo di lavoro-spendi-lavora, dove dedichiamo gran parte del nostro tempo e delle nostre energie a un lavoro che non ci appassiona realmente, solo per poter permetterci uno stile di vita basato sul consumo. Il minimalismo ci sfida a considerare se il nostro lavoro ci porta soddisfazione e realizzazione personale e se è allineato con i nostri valori fondamentali. Rivalutare il significato del lavoro ci aiuta a trovare un equilibrio tra il tempo dedicato al lavoro e il tempo dedicato alle cose che veramente contano nella vita.

2. Ridurre le spese e accumulare risparmi

Il minimalismo ci insegna a ridurre le spese superflue e a vivere in modo più frugale. Questo ci permette di risparmiare denaro e accumulare un capitale che ci sostenga durante l'early retirement. Riducendo le spese, siamo in grado di mettere da parte una quantità maggiore di denaro ogni mese e di creare un fondo su cui attingere durante il periodo di ritiro anticipato. Il minimalismo ci spinge a valutare attentamente le nostre necessità finanziarie e a concentrarci su ciò che è veramente importante, evitando sprechi e acquisti impulsivi.

3. Sviluppare fonti alternative di reddito

Il minimalismo ci incoraggia a esplorare fonti alternative di reddito che possano sostenerci durante l'early retirement. Questo può includere l'avvio di una piccola attività imprenditoriale, l'investimento in immobili o nel mercato azionario, o lo sviluppo di competenze freelance. Riducendo le spese e vivendo in modo più sostenibile dal punto di vista finanziario, siamo in grado di liberare risorse che possono essere utilizzate per creare flussi di reddito passivi o per sviluppare attività che ci appassionano.

4. Focalizzarsi sulle esperienze anziché sulle cose materiali

Il minimalismo ci insegna che la felicità e il benessere non dipendono dalle cose materiali che possediamo, ma dalle esperienze che viviamo. Quando adottiamo questo approccio, siamo in grado di liberarci dal desiderio di accumulare beni e ci concentriamo su ciò che veramente ci appaga. Questo ci permette di ridurre le nostre spese materiali e di destinare più risorse alle esperienze che ci portano gioia e soddisfazione. Concentrandoci sulle esperienze anziché sulle cose materiali, possiamo vivere una vita più significativa e piena durante l'early retirement.

5. Riconoscere l'importanza dell'equilibrio tra lavoro e vita personale

Il concetto di "early retirement" si basa sull'idea di creare un equilibrio tra lavoro e vita personale. Il minimalismo ci aiuta a ridimensionare il ruolo del lavoro nella nostra vita e a cercare un equilibrio che ci permetta di dedicare più tempo alle relazioni, alla cura di sé e al perseguimento delle nostre passioni. Lavorare meno non significa necessariamente smettere di lavorare completamente, ma piuttosto trovare una modalità di lavoro più flessibile e gratificante che ci consenta di vivere una vita piena e soddisfacente.

Il concetto di "early retirement" si sposa perfettamente con i principi del minimalismo. Attraverso la rivalutazione del significato del lavoro, la riduzione delle spese, lo sviluppo di fonti alternative di reddito e la focalizzazione sulle esperienze anziché sulle cose materiali, possiamo lavorare meno e vivere di più. L'early retirement ci offre l'opportunità di vivere una vita piena di significato, di perseguire le nostre passioni e di dedicare più tempo alle cose che realmente contano. Il minimalismo ci guida lungo questo percorso, consentendoci di abbracciare una vita di libertà, realizzazione e autenticità.

CAPITOLO 7: MINIMALISMO E BENESSERE PERSONALE

IL LEGAME TRA MINIMALISMO E SALUTE MENTALE

Il minimalismo non riguarda solo l'aspetto materiale delle nostre vite, ma ha un impatto significativo anche sulla nostra salute mentale. In questo capitolo, esploreremo il legame profondo tra il minimalismo e la salute mentale, e come l'adozione di uno stile di vita minimalista può favorire il benessere psicologico e emotivo.

1. Riduzione dello stress

Vivere in un ambiente minimalista, caratterizzato da spazi puliti, ordinati e privi di disordine, può contribuire a ridurre lo stress e l'ansia. La presenza di meno oggetti materiali ci consente di avere meno distrazioni e di focalizzarci su ciò che è veramente importante nella nostra vita. Inoltre, l'eliminazione del disordine fisico si riflette spesso anche in un senso di calma e tranquillità interiore. Il minimalismo ci permette di creare uno spazio mentale più sereno e di affrontare le sfide quotidiane con maggiore chiarezza e resilienza.

2. Chiarezza mentale e concentrazione

La riduzione del disordine esterno attraverso il minimalismo si traduce spesso in una maggiore chiarezza mentale e concentrazione. Quando ci liberiamo del superfluo, sia fisicamente che mentalmente, abbiamo la possibilità di focalizzarci sulle attività e sulle persone che ci danno gioia e soddisfazione. Eliminando gli elementi di distrazione, siamo in grado di dedicare la nostra attenzione a ciò che è veramente importante, migliorando così la nostra produttività e il nostro senso di realizzazione personale.

3. Maggiore senso di controllo

Il minimalismo ci offre un senso di controllo sulla nostra vita. Quando riduciamo il numero di oggetti e impegni che ci circondano, ci sentiamo più in grado di gestire le nostre risorse, il nostro tempo e le nostre emozioni. Il minimalismo ci permette di fare scelte consapevoli e intenzionali, eliminando ciò che non contribuisce al nostro benessere e facendo spazio a ciò che ci nutre e ci rende felici. Questo senso di controllo ci dà fiducia nelle nostre capacità e ci aiuta a gestire lo stress in modo più efficace.

4. Aumento della gratitudine e della soddisfazione

Il minimalismo ci invita a riflettere sulle cose che abbiamo e a coltivare un senso di gratitudine per ciò che possediamo. Spesso ciò che cerchiamo è già presente nella nostra vita, ma viene oscurato dalla ricerca costante di più. Quando abbracciamo il minimalismo, impariamo ad apprezzare le cose semplici e a essere grati per ciò che abbiamo, anziché concentrarci su ciò che manca. Questo atteggiamento di gratitudine ci porta a una maggiore soddisfazione e felicità nel presente.

5. Promozione dell'autenticità e dell'identità personale

Il minimalismo ci invita a riflettere sulle nostre vere passioni, valori e obiettivi nella vita. Ci spinge a eliminare le aspettative sociali e le pressioni esterne, consentendoci di vivere in modo più autentico e fedele alla nostra identità. Quando ci liberiamo del desiderio di conformarci agli standard della società, possiamo sviluppare una connessione più profonda con noi stessi e coltivare una maggiore autostima e autenticità.

Il legame tra minimalismo e salute mentale è indissolubile. L'adozione di uno stile di vita minimalista può portare a una riduzione dello stress, a una maggiore chiarezza mentale, a un senso di controllo sulla propria vita, all'aumento della gratitudine e della soddisfazione, nonché alla promozione dell'autenticità e dell'identità personale. Il minimalismo ci invita a semplificare le nostre vite, a focalizzarci sulle cose che contano davvero e a coltivare una mente sana e resiliente.

LA PRATICA DELLA MINDFULNESS E DELLA GRATITUDINE

La pratica della mindfulness e della gratitudine sono elementi chiave nel percorso del minimalismo. In questo capitolo, esploreremo come la consapevolezza e la gratitudine possono arricchire e approfondire la nostra esperienza del minimalismo, aiutandoci a vivere in modo più pieno, sereno e soddisfacente.

1. La mindfulness nel minimalismo

La mindfulness, o consapevolezza, è la pratica di essere pienamente presenti nel momento presente, senza giudizio o reazione automatica. Nel contesto del minimalismo, la mindfulness gioca un ruolo fondamentale nel consentirci di prendere consapevoli decisioni e scelte intenzionali. Ci invita a essere presenti nel processo di eliminazione del superfluo e di creazione di uno stile di vita più semplice, facendoci apprezzare il valore e l'importanza di ogni oggetto e attività che scegliamo di mantenere nella nostra vita. La mindfulness ci aiuta a sviluppare una connessione più profonda con le cose che ci circondano e ci consente di godere appieno delle piccole gioie della vita.

2. La gratitudine nel minimalismo

La gratitudine è un'emozione potente che ci porta a riconoscere e apprezzare le cose positive che ci accadono, così come le persone e le circostanze che contribuiscono alla nostra felicità. Nel contesto del minimalismo, la gratitudine svolge un ruolo importante nel cambiare la prospettiva da "cosa mi manca" a "cosa ho già". Quando adottiamo una prospettiva di gratitudine, ci rendiamo conto di quanto siamo già fortunati e benedetti con ciò che possediamo, riducendo il desiderio di accumulare sempre di più. La gratitudine ci porta a una maggiore soddisfazione e serenità nella nostra vita minimalista, consentendoci di riconoscere e godere delle piccole cose che spesso passano inosservate.

3. La pratica della mindfulness nel decluttering

La pratica della mindfulness è particolarmente utile durante il processo di decluttering. Quando ci impegniamo nel liberarci degli oggetti che non ci servono più, la consapevolezza ci aiuta a valutare attentamente ogni oggetto, chiedendoci se ci porta davvero gioia e se è allineato con i nostri valori e obiettivi. La mindfulness ci aiuta a evitare decisioni impulsiva o basate su emozioni transitorie, e ci permette di prendere decisioni ponderate e consapevoli. Inoltre, la mindfulness ci consente di apprezzare il senso di leggerezza e spazio che proviamo quando liberiamo la nostra vita dal disordine.

4. La gratitudine nella creazione di uno stile di vita minimalista

La gratitudine svolge un ruolo importante nella creazione di uno stile di vita minimalista. Quando siamo grati per ciò che abbiamo, diventiamo più consapevoli della nostra abbondanza e riduciamo il bisogno di cercare la felicità attraverso l'accumulo di beni materiali. La gratitudine ci porta a una maggiore contentezza con ciò che abbiamo, spingendoci a concentrarci sulle esperienze, sulle relazioni e sulle emozioni che ci rendono davvero felici. Inoltre, la gratitudine ci aiuta a mantenere una prospettiva positiva durante le sfide e i momenti difficili del percorso minimalista, ricordandoci di apprezzare il processo e il progresso che stiamo facendo.

5. La pratica regolare della mindfulness e della gratitudine

La pratica della mindfulness e della gratitudine nel minimalismo richiede impegno e costanza. È utile dedicare del tempo ogni giorno per coltivare queste abitudini, attraverso la meditazione mindfulness e la tenuta di un diario di gratitudine. La meditazione mindfulness ci aiuta a sviluppare una maggiore consapevolezza del momento presente e a integrare la consapevolezza nella nostra vita quotidiana. Il diario di gratitudine ci consente di annotare ogni giorno le cose per cui siamo grati, aiutandoci a mantenere una prospettiva positiva e un cuore aperto alla gratitudine.

La pratica della mindfulness e della gratitudine arricchisce l'esperienza del minimalismo, consentendoci di vivere in modo più consapevole, sereno e soddisfacente. La consapevolezza ci guida nel processo di decluttering e ci aiuta a prendere decisioni intenzionali, mentre la gratitudine ci ricorda l'abbondanza e la bellezza già presenti nella nostra vita. Coltivando la mindfulness e la gratitudine nel nostro percorso minimalista, possiamo abbracciare una vita di profonda consapevolezza, gratitudine e gioia.

IL RUOLO DELL'AUTOCURA NEL MINIMALISMO

L'autocura è un aspetto fondamentale del percorso minimalista. In questo capitolo, esploreremo il ruolo cruciale dell'autocura nel contesto del minimalismo e come pratiche di cura di sé possono arricchire e sostenere il nostro cammino verso una vita più semplice, autentica e soddisfacente.

1. Prioritizzare il benessere personale

Il minimalismo ci invita a riflettere sulle nostre reali esigenze e desideri, e ad allontanarci dalla cultura del consumo impulsivo. Nell'impegno di vivere con meno, è essenziale dedicare tempo ed energia alla cura di sé. Ciò significa fare scelte che prioritizzano il nostro benessere personale, sia fisico che mentale. Prendersi cura di sé include attività come l'esercizio fisico regolare, una dieta equilibrata, il riposo sufficiente e la gestione dello stress. Queste pratiche ci aiutano a mantenere un equilibrio sano e a sostenere il nostro benessere generale.

2. Pratiche di cura di sé nel quotidiano

Il minimalismo ci invita a semplificare le nostre vite, eliminando ciò che ci distrae e ci causa stress. Ciò ci offre l'opportunità di creare spazio e tempo per pratiche di cura di sé nel quotidiano. Queste possono includere momenti di quiete e riflessione, la lettura di libri ispiranti, la meditazione, la pratica dello yoga o di altre attività che ci riconnettono con noi stessi e con il nostro benessere interiore. Le pratiche di cura di sé ci aiutano a nutrire la nostra anima, a coltivare la consapevolezza e a mantenere un senso di calma e equilibrio.

3. Definire confini sani

Il minimalismo ci invita a fare scelte consapevoli su come trascorriamo il nostro tempo e con chi lo condividiamo. Ciò include la creazione di confini sani nelle nostre relazioni e nelle nostre attività. Impariamo a dire "no" a impegni e richieste che non ci nutrono o che ci sovraccaricano. Questo ci permette di preservare il nostro tempo e la nostra energia per le cose che realmente contano nella nostra vita. Definire confini sani è un atto di autocura che ci aiuta a mantenere un equilibrio tra le nostre esigenze personali e le richieste esterne.

4. La gestione dello stress

Il minimalismo ci aiuta a ridurre lo stress eliminando il disordine e semplificando la nostra vita. Tuttavia, lo stress fa ancora parte della vita quotidiana e quindi è importante adottare strategie di gestione dello stress. Ciò può includere pratiche come la meditazione, la respirazione consapevole, il tempo trascorso nella natura, lo sviluppo di un sistema di supporto sociale e la consulenza professionale, se necessario. Prendersi cura della nostra salute mentale e delle nostre emozioni è fondamentale per vivere una vita equilibrata e soddisfacente.

5. La gratificazione delle piccole cose

Nel minimalismo, apprendiamo a trovare la gratificazione nelle piccole cose e a coltivare la gratitudine per ciò che abbiamo. Questo è un importante atto di autocura. Impariamo a rallentare, ad apprezzare il momento presente e a trovare gioia nelle semplici esperienze quotidiane. Possiamo gustare una tazza di tè caldo, godere di una passeggiata nella natura, coccolarci con una serata di relax o trascorrere del tempo con le persone che amiamo. La gratificazione delle piccole cose ci ricorda di prenderci cura di noi stessi e di apprezzare la bellezza della vita semplice.

L'autocura svolge un ruolo fondamentale nel percorso minimalista. Prendersi cura di sé stessi significa investire tempo ed energia nella propria salute fisica, mentale ed emotiva. Le pratiche di cura di sé nel quotidiano, la definizione di confini sani, la gestione dello stress e la gratificazione delle piccole cose sono tutti elementi chiave per sostenere il nostro benessere nel contesto del minimalismo. Quando ci prendiamo cura di noi stessi, siamo in grado di vivere una vita più autentica, equilibrata e soddisfacente, godendo appieno delle esperienze che la vita ha da offrire.

CAPITOLO 8: IL MINIMALISMO NEL MONDO DIGITALE

COME APPLICARE I PRINCIPI DEL MINIMALISMO AL MONDO DIGITALE

Nell'era digitale in cui viviamo, il minimalismo può svolgere un ruolo fondamentale nel fornire linee guida e principi per navigare il mondo digitale in modo consapevole, sostenibile e gratificante. In questo capitolo, esploreremo come applicare i principi del minimalismo al mondo digitale e come ottenere il massimo beneficio dalle tecnologie senza esserne schiavi.

1. Semplicità nell'uso delle tecnologie

Il minimalismo digitale si basa sulla semplicità e sulla riduzione dell'ingombro digitale. Ciò implica una valutazione delle applicazioni, dei programmi e delle piattaforme che utilizziamo, e la riduzione di quelli che non apportano valore significativo alla nostra vita digitale. L'obiettivo è creare uno spazio digitale pulito, ordinato e privo di distrazioni, in cui possiamo concentrarci sulle attività e sugli obiettivi che ci sono veramente importanti.

2. Eliminazione del disordine digitale

Il disordine digitale può essere opprimente e distruttivo per la nostra produttività e benessere. Il minimalismo digitale ci invita a eliminare il disordine digitale organizzando e categorizzando i nostri file, le e-mail, le foto e i documenti in modo efficiente. Utilizzando strumenti di archiviazione e gestione del tempo, possiamo semplificare e rendere più accessibile il nostro mondo digitale, risparmiando tempo e riducendo lo stress.

3. Pratica del distacco digitale

Il minimalismo digitale ci invita a staccarci regolarmente dai dispositivi elettronici per dedicare tempo alla riflessione, alla creatività e alla connessione umana. Questo significa creare momenti di silenzio digitale, in cui ci immergiamo in attività che ci arricchiscono e ci nutrono, come la lettura di libri, la pratica di un'attività artistica o lo sviluppo di relazioni interpersonali. Il distacco digitale ci consente di riconnetterci con noi stessi e con il mondo reale, evitando l'overstimolazione e il consumo passivo di contenuti digitali.

4. Consapevolezza dell'uso delle tecnologie

Il minimalismo digitale ci invita a essere consapevoli del modo in cui utilizziamo le tecnologie e a evitare il consumo eccessivo di informazioni e di contenuti superficiali. Questo comporta la pratica di una navigazione intenzionale e mirata, focalizzandosi su ciò che è veramente significativo e rilevante per noi. La consapevolezza dell'uso delle tecnologie ci aiuta a evitare la dipendenza e a sviluppare un rapporto equilibrato con i dispositivi digitali.

5. Creazione di limiti e routine digitali

Il minimalismo digitale ci invita a stabilire limiti chiari per l'uso delle tecnologie e a creare routine digitali ben definite. Possiamo impostare orari di utilizzo delle tecnologie, creare zone libere da dispositivi elettronici nella nostra casa e stabilire delle regole personali per ridurre le distrazioni digitali. Queste pratiche ci aiutano a ripristinare l'equilibrio e a preservare il nostro benessere mentale ed emotivo.

L'applicazione dei principi del minimalismo al mondo digitale ci offre l'opportunità di creare uno spazio digitale più significativo, gratificante e sostenibile. Semplicità, eliminazione del disordine, distacco, consapevolezza e creazione di limiti sono tutti aspetti chiave per navigare il mondo digitale in modo consapevole e bilanciato. Il minimalismo digitale ci invita a utilizzare le tecnologie come strumenti per arricchire la nostra vita, anziché esserne schiavi, consentendoci di godere appieno dei benefici che il mondo digitale può offrire.

RIDURRE LA DIPENDENZA DA DISPOSITIVI E SOCIAL MEDIA

Nel mondo moderno, i dispositivi digitali e i social media sono diventati una parte integrante della nostra vita quotidiana. Tuttavia, l'uso eccessivo di questi strumenti può portare a una dipendenza che può influire negativamente sulla nostra salute mentale, emotiva e relazionale. In questo capitolo, esploreremo l'importanza di ridurre la dipendenza da dispositivi e social media e forniremo strategie pratiche per coltivare un uso consapevole e bilanciato di queste tecnologie.

1. Comprendere gli effetti negativi della dipendenza

La dipendenza da dispositivi e social media può avere numerosi effetti negativi sulla nostra vita. Ciò include la riduzione della produttività, la mancanza di concentrazione, l'isolamento sociale, l'ansia, la depressione e la mancanza di sonno. È importante prendere coscienza di questi effetti negativi e riconoscere quando il nostro uso delle tecnologie diventa eccessivo e dannoso per il nostro benessere complessivo.

2. Praticare il distacco digitale

Il distacco digitale è un passo cruciale per ridurre la dipendenza da dispositivi e social media. Ciò implica prendersi delle pause regolari dal mondo digitale, creando momenti di silenzio e di connessione con il mondo reale. Possiamo adottare pratiche come la "digi-detox" in cui ci impegniamo a trascorrere del tempo senza dispositivi elettronici, oppure dedicare alcune ore alla settimana a hobby, attività all'aperto o alla lettura di libri. Questi momenti di distacco ci permettono di ristabilire un equilibrio sano e di coltivare una maggiore consapevolezza delle nostre abitudini digitali.

3. Creare limiti e routine digitali

Una strategia efficace per ridurre la dipendenza da dispositivi e social media è quella di stabilire limiti chiari e creare routine digitali ben definite. Possiamo impostare orari di utilizzo dei dispositivi, ad esempio evitando l'uso di dispositivi prima di coricarsi o alzarsi al mattino, o definire delle fasce orarie in cui siamo "offline" e dedicati ad altre attività importanti. Inoltre, possiamo creare spazi liberi da dispositivi nella nostra casa o stabilire regole come "no phone at the dinner table". Questi limiti e routine ci aiutano a ridurre l'accesso impulsivo ai dispositivi e a creare spazi di tempo e di connessione più significativi nella nostra vita quotidiana.

4. Scegliere con cura i contenuti digitali

La dipendenza dai social media può essere alimentata dal continuo consumo di contenuti superficiali e poco significativi. Per ridurre questa dipendenza, è importante essere selettivi nella scelta dei contenuti digitali che consumiamo. Possiamo seguire solo le persone e le pagine che ci ispirano, informano o intrattengono in modo positivo. Inoltre, possiamo considerare l'adozione di un approccio "mindful" al consumo di contenuti digitali, interrogandoci se ciò che stiamo leggendo o guardando aggiunge valore alla nostra vita o se ci distrae e ci fa sentire inadeguati.

5. Coltivare le relazioni offline

La dipendenza dai dispositivi e dai social media può portare all'isolamento sociale e alla riduzione della qualità delle relazioni offline. È importante dedicare tempo ed energie per coltivare le relazioni faccia a faccia con amici, familiari e persone care. Organizzare incontri, attività di gruppo o semplicemente trascorrere del tempo di qualità con le persone che amiamo può essere estremamente gratificante e soddisfacente. Le connessioni umane autentiche e profonde ci aiutano a nutrire il nostro bisogno di relazioni e a ridurre la dipendenza dagli schermi digitali.

La riduzione della dipendenza da dispositivi e social media è un passo importante per abbracciare un approccio minimalista alla tecnologia. Attraverso il distacco digitale, la creazione di limiti, la scelta consapevole dei contenuti e la coltivazione delle relazioni offline, possiamo ristabilire un equilibrio sano tra il mondo digitale e la nostra vita reale. Ridurre la dipendenza ci consente di vivere in modo più presente, di migliorare la nostra salute mentale ed emotiva e di sperimentare una connessione più autentica con noi stessi e con gli altri.

SFRUTTARE LA TECNOLOGIA IN MODO CONSAPEVOLE ED EFFICENTE

Nell'era digitale in cui viviamo, la tecnologia gioca un ruolo sempre più centrale nella nostra vita quotidiana. È diventata un potente strumento che può migliorare la nostra produttività, semplificare le nostre attività e consentirci di connetterci con il mondo in modi mai visti prima. Tuttavia, per sfruttare appieno il potenziale della tecnologia e evitarne gli effetti negativi, è fondamentale adottare un approccio consapevole ed efficiente. In questo capitolo, esploreremo come sfruttare la tecnologia in modo consapevole ed efficiente per migliorare la nostra vita.

1. Definire gli obiettivi

Prima di utilizzare la tecnologia, è importante definire chiaramente gli obiettivi che desideriamo raggiungere. Che si tratti di aumentare la produttività, gestire meglio il tempo o migliorare le nostre abitudini, avere un obiettivo chiaro ci aiuta a utilizzare la tecnologia in modo mirato ed efficace. Concentrandoci sugli obiettivi, possiamo selezionare le applicazioni, i programmi e gli strumenti tecnologici che meglio si adattano alle nostre esigenze e ci aiutano a raggiungere i risultati desiderati.

2. Automatizzare e semplificare

La tecnologia offre molte opportunità per automatizzare e semplificare le nostre attività quotidiane. Ad esempio, possiamo utilizzare app di gestione del tempo per pianificare le nostre giornate, app di finanza personale per monitorare le nostre spese e app di fitness per seguire i nostri progressi fisici. L'automatizzazione ci consente di risparmiare tempo e sforzi preziosi, permettendoci di concentrarci su attività più significative.

3. Impostare limiti e gestire le distrazioni

Uno dei rischi dell'utilizzo della tecnologia è la tendenza alla distrazione. I social media, le notifiche dei messaggi e le email possono facilmente interrompere la nostra concentrazione e ridurre la nostra produttività. È importante impostare dei limiti e gestire le distrazioni per utilizzare la tecnologia in modo più focalizzato ed efficiente. Possiamo disattivare le notifiche non necessarie, creare orari dedicati alla consultazione delle email e dei social media, e utilizzare app che limitano l'accesso a determinate applicazioni per un periodo di tempo prestabilito. In questo modo, possiamo ridurre le distrazioni e dedicare la nostra attenzione alle attività importanti.

4. Proteggere la privacy e la sicurezza

Nell'utilizzo della tecnologia, è essenziale proteggere la nostra privacy e la sicurezza dei nostri dati personali. Utilizzare password sicure, attivare l'autenticazione a due fattori, evitare di condividere informazioni sensibili su piattaforme pubbliche e utilizzare software di sicurezza affidabili sono tutte misure importanti per proteggere noi stessi e le nostre informazioni personali. Essere consapevoli delle politiche sulla privacy delle applicazioni e dei servizi che utilizziamo ci aiuta a fare scelte informate e a preservare la nostra privacy online.

5. Bilanciare l'utilizzo della tecnologia

Anche se la tecnologia può essere un potente strumento, è importante bilanciarne l'utilizzo con momenti di disconnessione e di connessione con il mondo reale. Passare del tempo lontano dagli schermi, dedicarsi a hobby, attività all'aperto o interazioni faccia a faccia con le persone care sono tutti modi per bilanciare l'uso della tecnologia e garantire un benessere equilibrato. La consapevolezza del tempo trascorso online e la volontà di prendersi delle pause regolari ci aiutano a mantenere una prospettiva sana sull'utilizzo della tecnologia.

Sfruttare la tecnologia in modo consapevole ed efficiente ci consente di trarre il massimo vantaggio da essa senza lasciare che ci controlli o ci distragga. Definendo gli obiettivi, automatizzando le attività, gestendo le distrazioni, proteggendo la privacy e bilanciando l'utilizzo della tecnologia, possiamo creare una relazione più salutare ed equilibrata con le nostre risorse digitali. Il minimalismo nel mondo digitale consiste nell'utilizzare la tecnologia come uno strumento che ci aiuta a vivere una vita più significativa e soddisfacente, senza farne schiavi.

CAPITOLO 9: IL MINIMALISMO PER FAMIGLIE

Il minimalismo non riguarda solo gli individui, ma può essere applicato anche al contesto familiare. Nell'era del consumismo sfrenato e della cultura dell'eccesso, molte famiglie si trovano sommerse da oggetti, impegni e pressioni sociali. Il minimalismo offre un approccio alternativo, incoraggiando le famiglie a concentrarsi sulle cose che contano davvero e a creare uno stile di vita più semplice, intenzionale e appagante. In questo capitolo, esploreremo il concetto di minimalismo per famiglie, analizzando i suoi benefici, i passi pratici per implementarlo e le sfide comuni che possono sorgere lungo il percorso.

1. I benefici del minimalismo per le famiglie:

Il minimalismo può apportare numerosi benefici alle famiglie. Innanzitutto, riducendo l'eccesso di oggetti e impegni, le famiglie possono liberarsi dallo stress, dal disordine e dal senso di sovraccarico. Questo crea uno spazio più armonioso e ordinato, favorendo un ambiente domestico rilassante e tranquillo. Inoltre, il minimalismo può favorire una maggiore comunicazione e connessione tra i membri della famiglia, poiché si dedicano più tempo e attenzione alle relazioni e alle esperienze condivise anziché al possesso materiale.

2. Semplificare l'organizzazione domestica:

Una delle sfide principali per le famiglie è gestire l'organizzazione domestica. Il minimalismo offre strumenti e approcci pratici per semplificare questa sfida. È importante valutare e ridurre gli oggetti superflui, mantenendo solo ciò che è davvero utile o significativo. Inoltre, l'organizzazione e il mantenimento di uno spazio ordinato e funzionale possono essere facilitati attraverso l'utilizzo di contenitori di archiviazione, sistemi di categorizzazione e un piano di pulizia regolare. Questo non solo facilita la gestione quotidiana, ma insegna anche ai membri della famiglia l'importanza dell'ordine e della responsabilità condivisa.

3. Insegnare ai bambini il valore delle esperienze:

Il minimalismo può essere un'opportunità preziosa per insegnare ai bambini il valore delle esperienze rispetto al possesso materiale. In un'epoca in cui i bambini sono spesso bombardati da messaggi pubblicitari che promuovono il consumismo, il minimalismo offre una prospettiva diversa. Le famiglie possono incoraggiare i bambini a focalizzarsi sulle esperienze, come trascorrere tempo di qualità insieme, partecipare a attività culturali o sostenere cause benefiche. Questo sviluppa una mentalità orientata verso la gratitudine, la condivisione e la consapevolezza, anziché verso l'accumulo di oggetti materiali.

4. Gestire gli obblighi e gli impegni:

Spesso le famiglie si trovano oberate da un eccesso di obblighi e impegni, che possono portare allo stress e alla mancanza di tempo di qualità trascorso insieme. Il minimalismo può aiutare a semplificare e ridurre gli obblighi, consentendo alle famiglie di concentrarsi su ciò che è veramente importante. Questo può significare fare scelte consapevoli sulla partecipazione a attività extracurriculari, eventi sociali o impegno lavorativo. Creare un bilanciamento tra le attività e dedicare spazi di tempo liberi permette alla famiglia di godere di momenti di relax e di connessione senza sentire il peso degli impegni e delle scadenze.

5. Valutare i valori familiari:

Il minimalismo per famiglie richiede una riflessione approfondita sui valori che guidano la famiglia. È importante valutare ciò che è veramente significativo e allineare le scelte di vita a tali valori. Ad esempio, se la famiglia apprezza l'avventura e il tempo trascorso all'aperto, potrebbe essere più vantaggioso investire in esperienze di viaggio anziché accumulare oggetti materiali. Questo processo di valutazione aiuta le famiglie a identificare ciò che è veramente importante per loro e a prendere decisioni in linea con i loro valori centrali.

6. Comunicazione aperta e coinvolgimento familiare:

Per adottare il minimalismo come famiglia, è essenziale avere una comunicazione aperta e coinvolgere tutti i membri. Ciò significa coinvolgere i bambini nelle decisioni relative all'organizzazione della casa, ai progetti di decluttering e alle scelte di consumo consapevole. Coinvolgerli in questo processo di condivisione di responsabilità e decision-making promuove un senso di appartenenza e di partecipazione attiva. Inoltre, la comunicazione aperta permette ai membri della famiglia di esprimere i propri desideri, i propri bisogni e le proprie preoccupazioni, creando un ambiente familiare più coeso e solidale.

7. Affrontare le sfide e le resistenze:

Implementare il minimalismo in famiglia può incontrare alcune sfide e resistenze. È importante essere pazienti e comprensivi, rispettando le opinioni e le esigenze di ogni membro. Alcuni potrebbero avere più difficoltà a lasciar andare oggetti o a ridurre gli impegni, quindi è importante fornire supporto emotivo e creare spazi per discussioni e compromessi. Il minimalismo in famiglia non deve essere rigido o coercitivo, ma piuttosto flessibile e adattabile alle esigenze e alle dinamiche specifiche della famiglia stessa.

Il minimalismo per famiglie offre l'opportunità di creare un ambiente armonioso, connesso e significativo.

Attraverso la semplificazione, la focalizzazione sulle esperienze, la gestione degli obblighi, la valutazione dei valori familiari e la comunicazione aperta, le famiglie possono vivere una vita più consapevole e appagante. Implementare il minimalismo richiede impegno e pazienza, ma i benefici sono numerosi: maggiore connessione familiare, minor stress, libertà dalle pressioni del consumismo e un'opportunità di vivere autenticamente. Il minimalismo per famiglie non si tratta solo di possedere meno, ma di vivere meglio insieme, concentrandosi su ciò che davvero conta.

30 GIORNI PER IMPARARE A DECLUTTERARE

- Giorno 1: Definizione degli obiettivi

   - Comincia con una riflessione su ciò che desideri ottenere con il decluttering. Scrivi i tuoi obiettivi e le ragioni che ti spingono a farlo.

Settimana 1: Comprendere il decluttering

- Giorno 2: Cos'è il decluttering**

   - Approfondisci la definizione di decluttering e impara perché può essere benefico.

- Giorno 3: Gli effetti del disordine

   - Esplora gli effetti negativi del disordine sulla tua vita, dalla riduzione dello stress all'aumento della produttività.

- Giorno 4: Come iniziare

   - Scopri i primi passi per iniziare il decluttering, come stabilire una zona di partenza.

- Giorno 5: Prepararsi mentalmente

- Esamina le tue motivazioni e le paure legate al decluttering, e impara a superarle.

Settimana 2: Decluttering in azione

- Giorno 6: La regola dei 4 scatoloni

   - Impara una tecnica chiave per iniziare a separare gli oggetti in categorie.

- Giorno 7: Cucina e zona pranzo

   - Inizia la tua azione decluttering con la cucina. Elimina oggetti superflui e disorganizzati.

- Giorno 8: Soggiorno e zona pranzo

   - Continua con il soggiorno e la zona pranzo, eliminando il disordine e liberando spazio.

- Giorno 9: Camera da letto

   - Concentrati sulla camera da letto, creando un ambiente rilassante e sereno.

- Giorno 10: Bagno e armadietti

- Dedica del tempo al bagno e ai tuoi armadietti, eliminando prodotti e oggetti non utilizzati.

Settimana 3: Approfondimenti

- Giorno 11: Gestione delle emozioni

    - Esplora come il decluttering può portare a una gestione delle emozioni più sana.

- Giorno 12: Minimalismo

    - Conosci i principi del minimalismo e come possono migliorare la tua vita.

- Giorno 13: Organizzazione

    - Impara a organizzare ciò che hai mantenuto in modo efficace.

- Giorno 14: Donazione e riciclo

    - Scopri dove e come donare o riciclare gli oggetti che hai rimosso.

Settimana 4: Mantenimento e crescita

- Giorno 15: Sopravvivere ai tentativi di ricaduta

   - Preparati a situazioni che potrebbero tentarti a riportare il disordine nella tua vita.

- Giorno 16-30: Mantenere l'ordine

   - Ogni giorno, dedica un po' di tempo al mantenimento dell'ordine e della chiarezza nella tua vita. Affina le tue abitudini e goditi i benefici del decluttering a lungo termine.

- Giorno 30: Riflessione e celebrazione

   - Fai una riflessione sul tuo percorso e celebra i tuoi successi. Guarda quanto hai raggiunto in 30 giorni.

Questo percorso ti guiderà attraverso il processo di decluttering, aiutandoti a liberarti dal superfluo e a vivere una vita più leggera e organizzata. Puoi personalizzarlo ulteriormente per adattarlo alle esigenze dei tuoi lettori o arricchirlo con storie ed esempi di successo di persone che hanno seguito un percorso simile.

ESERCIZI PRATICI PER IMPARARE A DECLUTTERARE

1. La regola dei 12-12-12: Scegli 12 oggetti da gettare, 12 oggetti da donare e 12 oggetti da riposizionare nei loro luoghi corretti. Questo esercizio ti aiuterà a iniziare il decluttering in modo strutturato.

2. La scatola a tempo: Imposta un timer per 15 minuti e mettiti a declutterare una stanza o una zona. Tutto ciò che puoi mettere in una scatola durante quel tempo va nel "limbo". Alla fine dei 15 minuti, prendi una decisione su cosa fare con gli oggetti nella scatola.

3. La regola dei 30 giorni: Metti un oggetto in una scatola e segna una data sul calendario tra 30 giorni. Se durante quel periodo non hai sentito il bisogno di usare o riportare in casa quell'oggetto, donalo o gettalo.

4. Il test del valore: Per ogni oggetto, chiediti se ha un vero valore nella tua vita. Se non lo usi regolarmente o non ha un significato particolare, mettilo da parte per la donazione o la vendita.

5. Declutter per categorie: Affronta il decluttering categoria per categoria. Ad esempio, inizia con i vestiti,

poi passa ai libri, agli oggetti da cucina, e così via. Questo ti aiuta a concentrarti su un tipo di oggetto alla volta.

6. Progetto una stanza alla volta: Scegli una stanza e lavora su di essa fino a quando non è completamente declutterata e organizzata. Questo dà una sensazione di realizzazione tangibile.

7. Regola dei 20-20-20: Se hai difficoltà a decidere cosa tenere o eliminare, chiediti se hai usato l'oggetto nei recenti 20 giorni, se lo userai nei prossimi 20 giorni e se puoi sostituirlo in 20 minuti o meno se ne avrai bisogno.

8. L'uno-dentro-uno-fuori: Prima di introdurre un nuovo oggetto in casa, impegnati a eliminare un oggetto simile o equivalente. Ad esempio, se acquisti un nuovo paio di scarpe, devi donare o eliminare un vecchio paio.

9. La scatola dei ricordi: Per gli oggetti sentimentali o ricordi, crea una "scatola dei ricordi". Limita gli oggetti a ciò che può stare in quella scatola e conserva solo i ricordi più significativi.

Questi esercizi pratici ti aiuteranno a iniziare un percorso serio di decluttering.

ESEMPIO DIARIO 10 GIORNI PER DIVENTARE MINIMALISTA

Giorno 1: Definizione degli obiettivi

- Scrivi i tuoi obiettivi per abbracciare il minimalismo. Cosa vuoi ottenere? Maggiore chiarezza? Meno stress? Più spazio nella tua vita? Registra i tuoi pensieri.

Giorno 2: Valutazione del disordine

- Prenditi del tempo per esaminare le tue abitudini attuali e il disordine nella tua vita. Quali aree richiedono maggiore attenzione? Scrivi una lista delle tue priorità.

Giorno 3: La regola dei 4 scatoloni

- Inizia a separare le tue cose in quattro categorie: oggetti da tenere, da donare, da gettare e da riporre. Inizia con una piccola area, come una scrivania o un armadio.

Giorno 4: La camera da letto

- Dedica questo giorno a declutterare la tua camera da letto. Concentrati su vestiti, scarpe e oggetti personali.

Chiediti se ogni oggetto contribuisce al tuo comfort e benessere.

Giorno 5: La cucina

- Spostati nella cucina e inizia a eliminare oggetti superflui, pentole e padelle che non usi e cibo scaduto. Mantieni solo ciò di cui hai davvero bisogno.

Giorno 6: Il bagno

- Il bagno è un altro luogo dove puoi ridurre al minimo. Elimina prodotti per la cura della pelle o del corpo che non usi più e organizza gli asciugamani e gli articoli da toeletta.

Giorno 7: Lo spazio living

- Dedica il settimo giorno al tuo soggiorno o zona giorno. Riduci al minimo gli oggetti decorativi o gli arredi che non contribuiscono alla tua vita quotidiana.

Giorno 8: Documenti e carta

- Dedica tempo a organizzare documenti, fatture e carta. Digitalizza ciò che puoi e elimina il superfluo.

Giorno 9: Elettronica e dispositivi

- Fai una revisione dei tuoi dispositivi elettronici. Elimina app inutili, organizza i file digitali e semplifica il tuo utilizzo quotidiano di smartphone e computer.

Giorno 10: Riflessione e prossimi passi

- Scrivi una riflessione su come ti senti dopo aver completato il tuo percorso di decluttering di 10 giorni. Pianifica i prossimi passi nel tuo percorso verso il minimalismo.

Questo diario ti aiuterà a iniziare a declutterare la tua vita e a incorporare il minimalismo nella tua routine quotidiana. Puoi personalizzare il diario in base alle tue esigenze e ai tuoi obiettivi specifici. Ricorda che il minimalismo è un processo continuo, quindi mantieni un atteggiamento aperto e paziente durante il tuo viaggio.

MANTRA + IMMAGINE CONCENTRANTE

Questa sezione è in esclusiva solo per i 1000 clienti, se la stai leggendo sei ancora nella fase di lancio del libro, complimenti!

1. "Semplifica per amplificare la vita."

2. "Il mio valore non è determinato dagli oggetti che possiedo."

3. "La chiarezza nella mente inizia con la chiarezza negli spazi."

4. "Più spazio per ciò che conta davvero."

5. "Riduci per liberare."

6. "La semplicità è la chiave per una vita felice."

7. "Menos es más" (Menoin italiano "Meno è più").

8. "Il mio benessere è più importante dei miei beni materiali."

9. "Ogni oggetto ha un ruolo o deve andare."

10. "Meno consumo, più contentezza."

11. "Vivi leggero, ama profondamente."

12. "La libertà è il mio bene più prezioso."

13. "Sono sufficiente così com'è."

14. "Il mio stile di vita non è definito da ciò che posseggo."

15. "Scegli la qualità sulla quantità."

16. "Liberarsi dal passato, abbracciare il presente."

17. "Meno spreco, più connessione con la Terra."

18. "L'essenziale è invisibile agli occhi."

19. "Meno disordine, più pace d'animo."

20. "La semplicità è la vera ricchezza."

Puoi utilizzare questi mantra come affermazioni quotidiane per rafforzare il tuo impegno nel diventare minimalista e mantenere la tua mente focalizzata sui valori e sugli obiettivi importanti. Scegli quelli che ti risuonano di più e ricordali regolarmente per rafforzare la tua pratica del minimalismo.

Potenzia i Mantra con la Visualizzazione!

Per sfruttare al massimo il potere dei mantra, è essenziale ripeterli con la massima concentrazione e calma. Ecco un semplice esercizio che puoi fare per rafforzare la tua pratica dei mantra:

Passo 1: Scegli il tuo mantra

Inizia scegliendo uno dei mantra che hai a disposizione, quello che risuona di più con te o che senti sia più adatto al tuo obiettivo.

Passo 2: Preparati per la pratica

Trova un luogo tranquillo e senza distrazioni. Siediti o rilassati in una posizione comoda. Assicurati che l'ambiente sia silenzioso.

Passo 3: Visualizza l'immagine

Guarda l'immagine che hai creato per accompagnare il tuo mantra. Fissala con lo sguardo e osserva ogni dettaglio.

Passo 4: Ripeti il mantra

Inizia a ripetere il mantra a voce alta o in silenzio. Concentrati sulla parola e sul significato che essa trasmette. Osserva come il suono e il significato si collegano all'immagine.

Passo 5: Respira e concentrazione

Inala ed esala lentamente, mantenendo la tua attenzione sull'immagine e sul mantra. Evita che i pensieri distratti si insinuino nella tua mente.

Passo 6: Ripeti e ripeti

Continua a ripetere il mantra concentrandoti sull'immagine per almeno 5-10 minuti. Ripeti l'esercizio più volte se lo desideri.

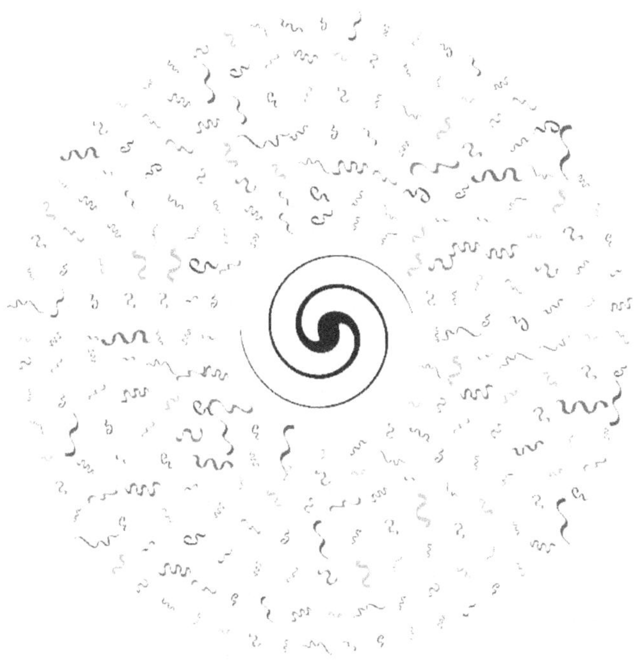

CONCLUSIONI

In un mondo che spesso ci spinge verso il consumo sfrenato, l'accumulo di beni materiali e l'incessante ricerca del successo esteriore, il minimalismo si rivela un'alternativa potente e trasformativa. Nel corso di questo libro, abbiamo esplorato le diverse dimensioni del minimalismo e i suoi molteplici vantaggi. Abbiamo imparato come il minimalismo possa influenzare la nostra vita in modi profondi, consentendoci di focalizzarci sulle cose che contano davvero e di creare un'esistenza più significativa, intenzionale e soddisfacente.

Vivere meglio con meno è un invito a scoprire la bellezza della semplicità e della consapevolezza.

È un invito a fare spazio per ciò che veramente importa, a coltivare relazioni autentiche, a prendersi cura di sé stessi e a godere appieno delle esperienze che la vita ci offre. È un invito a vivere in modo più sostenibile, a contribuire a un mondo migliore per noi stessi e per le generazioni future.

Che tu stia appena iniziando il tuo viaggio verso il minimalismo o che tu sia già immerso in questo stile di vita, ricorda che ogni piccolo passo conta. Non c'è una via giusta o sbagliata per abbracciare il minimalismo, ma ciò che conta è l'intenzione di vivere in modo più consapevole e allineato con i nostri valori.

Ti auguro il coraggio e la determinazione di perseguire la tua versione del minimalismo, di fare scelte consapevoli e di vivere la tua vita con autenticità, gratitudine e serenità. Che il minimalismo ti porti gioia, libertà e un profondo senso di appagamento. Ricorda, vivere meglio con meno è possibile, ed è un dono che puoi concederti ogni giorno.

"La bellezza del minimalismo risiede nella scoperta che la felicità non si trova nell'accumulo, ma nella semplicità. Liberati del superfluo e lascia che la tua anima brilli nella leggerezza della vita."

SORPRESA FINALE ♥ IL SEGRETO DELLA FELICITA' ♥

Con queste ultime parole finali, mi congratulo con te per la lettura e ti mando energie positive e delle parole che, se capite, ti sveleranno il segreto della felicità.

Io non ti conosco ma so perfettamente che possiedi internamente una potente energia di luce bianca.

Questa è una forza interiore che va intensificata, se comprendi la forza dell'amore diventerai invincibile.

Con queste parole vorrei farti capire l'importanza del fare del bene, prima a te stesso e poi al prossimo.

Se vuoi allontanare sofferenze e negatività da te stesso e incominciare un percorso nella serenità e nella felicità esiste un solo e unico potente segreto: aiutare e fare del bene a chiunque incrocerai nel tuo percorso vitale.

Secondo rinomati psicologi, fare del bene agli altri, provoca una gratificazione personale e attiva dei meccanismi celebrali legati al piacere. Queste gratificazioni sono così potenti da ridurre lo stress, aumentare l'autostima e migliorare il tono dell'umore.

Inoltre, l'altruismo contribuisce a creare legami più solidi e sinceri con le persone intorno a te, rafforzando le tue connessioni sociali.

Un'altra motivazione è il dare un significato alla propria esistenza, essere altruisti cronici ti darà uno scopo portandoti ad una realizzazione personale che si tradurrà in una maggiore felicità.

Ma non finisce qui, altri studi hanno confermato che tali pratiche influiscono positivamente sulla personale salute mentale, andando direttamene a lavorare sulla depressione e sull'ansia, promuovendo un benessere psicologico totale.

Non dimenticandoci poi dell'effetto del "circolo virtuoso", ovvero che la tua influenza positiva contagerà gli altri, e magari li motiverà a ricambiare le tue azioni con altre persone, creando così un cambiamento positivo infinito.

Spero di averti fatto capire che dentro di te possiedi un enorme potere, e questo dono lo puoi usare per te stesso e puoi condividerlo con gli altri.

Inizia già da oggi, sorridi, fai una buona azione, una piccola donazione, aiuta, condividi, ascolta, supporta, una parola gentile. Ma in maniera incondizionata.

Ogni persona possiede delle caratteristiche uniche, scopri la tua e usala per aiutare chi verrà nella tua vita.

Possiamo innescare un processo di cambiamento positivo nel mondo, io e te insieme. Oggi, adesso, ora.

Inizia subito, e sentirai una piacevole gratificazione. Cambiare il mondo inizia da te, tu hai il potere dell'amore. Usalo, abbiamo tutti bisogno della tua luce.

Adesso che hai compreso il segreto della felicità, assorbilo e condividilo con gli altri. La scelta è solo tua.

Io credo in te e il mondo ha bisogno del tuo amore.

IL SEGRETO DELLA FELICITA' TRAMITE MINIMALISMO

Nella ricerca costante della felicità, ci imbattiamo spesso in un mare di informazioni, consigli e filosofie complesse. Tuttavia, c'è un approccio che, per la sua semplicità e profondità, brilla come una gemma preziosa nel tumulto della modernità: il minimalismo. Questa filosofia di vita, basata sull'essenzialità e sulla riduzione del superfluo, si fonde armoniosamente con l'altruismo incondizionato, rivelando il segreto di una vita appagata e serena.

Il minimalismo, con la sua predilezione per ciò che è essenziale e significativo, ci invita a liberarci dall'attaccamento eccessivo alle cose materiali. Ci sprona a focalizzare la nostra energia su ciò che veramente conta, eliminando il superfluo per fare spazio a ciò che ci nutre spiritualmente ed emotivamente. In questo processo di semplificazione delle nostre vite, scopriamo un tesoro nascosto: il potere trasformativo dell'altruismo incondizionato.

L'altruismo incondizionato, o la pratica di fare del bene senza aspettarsi nulla in cambio, costituisce il cuore pulsante del minimalismo autentico. Quando abbracciamo questo principio, ci liberiamo dall'egoismo e dalla ricerca incessante del profitto personale. Invece, ci concentriamo sul contribuire al benessere degli altri e sulla diffusione dell'amore e della gentilezza nel mondo. È qui che troviamo il primo segreto della felicità: nell'atto disinteressato di donare e condividere ciò che abbiamo, scopriamo una gioia profonda e duratura che non può essere ottenuta tramite l'accumulo di beni materiali. Il minimalismo ci insegna che la felicità non risiede nel possesso di oggetti, ma piuttosto nell'esperienza di libertà e leggerezza che deriva dalla loro mancanza. Quando ci liberiamo del peso del consumismo e dell'avidità, ci rendiamo conto che possiamo vivere con meno e ancora essere pienamente soddisfatti. Questa consapevolezza ci apre la strada verso il secondo segreto della felicità: nel vivere con semplicità e modestia, troviamo una pace interiore che non può essere turbata dalle fluttuazioni del mondo esterno. Quando combiniamo il minimalismo con l'altruismo incondizionato, creiamo un'armonia perfetta tra la nostra ricerca di significato e la nostra aspirazione alla felicità. Ci rendiamo conto che la vera ricchezza risiede nelle relazioni che coltiviamo e negli atti di gentilezza che compiamo. Ogni gesto di generosità diventa un atto di gratitudine per ciò che abbiamo e un investimento nel benessere collettivo.

Perciò, il segreto della felicità tramite il minimalismo non è tanto un segreto nascosto, ma piuttosto una verità semplice e universale che attende pazientemente di essere scoperta. È la consapevolezza che possiamo vivere in modo più pieno e soddisfacente quando abbracciamo la semplicità e l'alt5ruismo come pilastri fondamentali della nostra esistenza. Che ognuno di noi possa trovare gioia e contentezza nel viaggio verso una vita più semplice, più autentica e più altruista.

LA FELICITA' E LA SOCIETA' GIUSTA

Ogni tanto, nella storia della filosofia, si affacciano idee che trascendono il tempo e lo spazio, illuminando il cammino dell'umanità con una luce che brilla ancora dopo millenni. Tra queste idee, c'è quella della Società Giusta di Platone, un'utopia che continua a ispirare generazioni con la sua visione di una comunità basata su nobili virtù e il bene supremo. Ma come possiamo sperare di avvicinarci a questo ideale? La risposta potrebbe sorprenderti: attraverso il segreto della felicità e il potere trasformativo del minimalismo.

Il minimalismo, con la sua ricerca di essenzialità e semplicità, ci invita a guardare oltre le convenzioni superficiali della società moderna e a riflettere sul vero scopo della vita. Ci spinge a liberarci dall'attaccamento ai beni materiali e dalle ambizioni egoistiche, aprendo le porte alla generosità e alla condivisione. In questo senso, il minimalismo non è solo una pratica di riduzione, ma anche un'opportunità per abbracciare valori più profondi e duraturi.

L'altruismo incondizionato, con la sua premessa di fare del bene senza aspettarsi nulla in cambio, costituisce il cuore pulsante del minimalismo autentico. Quando ci impegniamo a vivere secondo questo principio, ci avviciniamo alla visione platonica di una società dove il bene supremo regna sovrano. Ogni gesto di gentilezza e ogni atto di generosità diventano mattoni fondamentali nella costruzione di un mondo più giusto e armonioso.

Ma come può il minimalismo e l'altruismo condurci verso la Società Giusta di Platone? La risposta risiede nella comprensione che il cambiamento non inizia dall'esterno, ma dall'interno di ciascuno di noi. Platone stesso ha influenzato profondamente la nascita della teologia cristiana, con le sue idee di amore, giustizia e virtù. Così come nel mondo antico, anche oggi possiamo intraprendere un viaggio verso la Società Giusta, seguendo i principi del minimalismo e dell'alt5ruismo.

Ogni lettore che abbraccia il messaggio del minimalismo e dell'altruismo diventa un pioniere in questa missione. Ogni persona che sceglie la semplicità e la generosità come guida nella propria vita porta avanti il torchio della speranza per un futuro migliore. Possiamo tutti contribuire al cambiamento del mondo, anche partendo dalla lettura di questo messaggio.

Perciò, ti invito a considerare il potere trasformativo della felicità e del minimalismo nella tua vita. Rifletti su come le tue azioni quotidiane possono plasmare il mondo che ti circonda. Sogna con me di una Società Giusta, dove il bene supremo è la norma e la virtù è il fondamento. E insieme, passo dopo passo, possiamo avvicinarci sempre di più a questo ideale, un gesto altruista alla volta.

Ti voglio bene amico/a mio/a. Buona vita!